食养全家

像营养师一样过日子

曾强生 —— 著

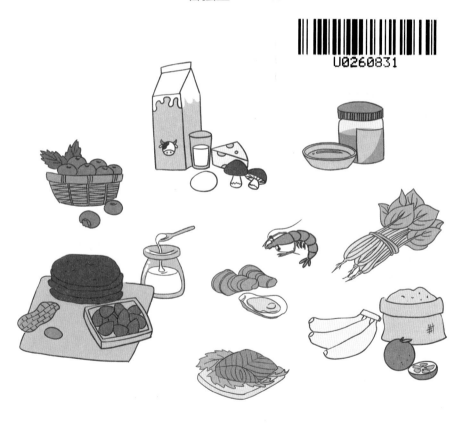

江苏凤凰科学技术出版社·南京

图书在版编目（CIP）数据

食养全家：像营养师一样过日子 / 曾强生著. —
南京：江苏凤凰科学技术出版社，2022.1（2023.12重印）
ISBN 978-7-5713-2515-2

Ⅰ. ①食… Ⅱ. ①曾… Ⅲ. ①食品营养－基本知识
Ⅳ. ①R151.3

中国版本图书馆CIP数据核字(2021)第225197号

食养全家　像营养师一样过日子

著　　　者	曾强生	
责 任 编 辑	汤景清　祝　萍	
责 任 校 对	仲　敏	
责 任 监 制	方　晨	

出 版 发 行	江苏凤凰科学技术出版社
出版社地址	南京市湖南路1号A楼，邮编：210009
出版社网址	http://www.pspress.cn
印　　　刷	佛山市华禹彩印有限公司

开　　　本	718 mm×1000 mm　1/16
印　　　张	14
字　　　数	210 000
版　　　次	2022年1月第1版
印　　　次	2023年12月第3次印刷

标 准 书 号	ISBN 978-7-5713-2515-2
定　　　价	59.80元

图书如有印装质量问题，可随时向我社印务部调换。

推荐序

近几年，随着社会的快速发展，人们的生活水平不断提高，对健康保健、营养膳食的关注越来越多。2020年10月，中央发布的《"健康中国2030"规划纲要》中提出了"健康中国"建设的目标和任务，要求加快推动以治病为中心转变为以人民健康为中心。实现"健康中国"的伟大目标也是中华民族伟大复兴（中国梦）的重要组成部分，需要全民参与。

向全民普及营养学知识，提升全民健康素养，促进全民健康，是广大营养师的职责所在。

大量现代流行病学和营养学相关研究表明，很多现代人常见的疾病，如高脂血症、糖尿病、高血压等，均与膳食结构、饮食习惯、生活作息不合理密切相关。其实，这些疾病完全可以通过合理营养得到有效控制，并起到辅助治疗的作用。

因为我们的身体非常善于自我修复，只要定期为它"浇灌"所需营养、良好作息、积极情绪、适当运动及废物清除等"养分"，它就能绽放迷人光彩，守护好"健康之花"。

现在，很多人对健康促进有着错误的认知，认为那是老年人才会关注的事，与年轻人没有关系。其实，健康促进没有什么年龄之分，尤其是女性，更要趁早保养。一般而言，女性过了25岁，身体状况开始走下坡路，在发现皮肤开始松弛、长斑时再使用单一的护肤品或化妆品已经收效不大。同理，很多30岁出头的人熬夜后，睡足2天也还是疲累，于是大喊自己老了。但又有谁意识到这是长期熬夜，导致身体损耗很多必要营养素（如B族维生素）导致的呢？

据调查，在快节奏的现代社会中，80%的人都会有熬夜习惯。熬夜似乎已经成为现代人难以避免的不良生活习惯之一。有的人因为加班工作，有的人因为拾掇家务，有的人因为失眠，有的人因为通宵娱乐……熬夜的理由多种多样，久之，身体各种小毛病接踵而来，如皮肤粗糙松弛、水肿、肥胖、消化不良等。

因此，我们要对自己的身体心怀敬意，爱护好它、养护好它，它才会积极回馈我们想要的健康、美好与舒心。如此，即便无情的岁月和病痛想对它下手之前，都会慑于我们对身体的细心养护与调理，不敢轻易来袭。

当守护健康内化为日常生活的一部分时，我们会发现，这是一件多么有成就感的事情。通过科学的营养食疗和合理膳食，让全家人的身体在无形中变得更好、更健康、更长寿，由内而外地散发好气色，才是最值得骄傲的"事业"。

有幸能认识曾强生这位以给老百姓做好营养科普为执着初心的营养师，他目前所做的正是广大营养师在践行的使命。更有幸能读到曾强生营养师所著的《食养全家 像营养师一样过日子》，书中每个小节的开篇以发生在我们身边的生活小事为例展开，让人倍感亲切。其中不乏对各种日常饮食、膳食搭配、健康误区及营养食谱的介绍，辅以轻松、可爱、丰富的手绘图解呈现，让人眼前一亮，一看就懂。

同时，书中紧密结合当下人们最关注的健康话题，聚焦于老百姓餐桌上的膳食细节，可以很好地引导广大读者为全家人的健康保驾护航，吃出健康，活出自信。这本书可谓写给全国家庭的"营养公开课"，是老百姓居家必备的日常膳食指南。

广东省珠海市营养学会会长　李伟

2021 年 10 月

自 序

在当今快节奏的时代，人们的物质生活极为丰富，对保持健康的需求越来越强烈。几乎每个人都希望拥有健康、长寿、高质量的生活，无论吃什么、喝什么都会讲究营养均衡。可见，健康已经成为人们日常生活保健追求的基本目标。

忙碌的工作总是让人身心疲惫，人们一旦有休闲时间，更多时候是选择追剧、刷短视频、打游戏等，做一些不费力气的事。其实，从健康的角度来说，我们要合理规划好自己的时间，管理好自己的身体，全面的营养摄入和适当的运动锻炼是必不可少的。

掌握一些营养食疗知识真的非常重要，但接下来，我要说的并不是让大家报考营养师，也不是为哪个机构代言。如果大家掌握了不少营养食疗方面的知识，不仅有助于提升自身的生活质量，还可以帮助各个年龄段的人群合理搭配膳食，远离疾病，延缓衰老。

在现实生活中，很多人会发出这样的疑问：为什么生活条件越来越好了，还是有人会营养不良？同样，很多人都有这样的感觉：随着年龄增长，越来越容易生病，总被一些小病小痛打倒；以前一口气就可以爬上数十级楼梯，现在爬几步就气喘吁吁……事实就是如此，很多外表看似强健的体魄并没有想象中那么健康，这是因为保证我们身体健康的各种营养素已经渐渐失衡。

因为生活水平的提高，人们对食物品质及口味的追求也越来越高，不再像以前那样追求饱腹。现在，人们讲究的是生活品位和食物口感，但经过精细加工后的食物虽然变得美味了，却流失了很多人体必需的营养素。为了保证膳食纤维、维生素和矿物质的摄入，还是建议大家尽量多选择完整的食物，最好是未经过精细加工的，还保留着麸皮的，升糖指数低的，营养全面的。另外，不当的烹调方式如煎炸、烧烤等，无形中破坏了食物原本有益的营养素，增加了我们对热量的摄入，同样不利于实现营养均衡。

所以，合理搭配、均衡营养，加上适当运动，才是我们守护健康身体及全家健康的重要途径。

作为从业 20 多年的资深营养师，我深深体会到掌握一定的营养学知识尤为重要。无论是在生活还是工作中，总有人向我咨询各种营养素补充、膳食搭配、食疗营养及运动锻炼等问题。更有身边人建议我把多年来积累的营养食疗经验和健康知识汇集成书，可以惠及更多有需要的人。仔细想来，这个建议确实很好。

因此，经过一年多的汇总和甄选，这些零散但尤其实用的膳食经验和营养学知识总算有了系统的整理，以《食养全家　像营养师一样过日子》呈现于读者面前。这本书旨在从女性养肤、男性养肝、老人长寿、儿童养护四大方面进行手绘图解描述，甄选的都是老百姓最关注的健康热门话题，以帮助广大读者高效、科学、轻松地守护全家健康，做全家人的"家庭营养师"。

知识更新迭代很快，创作本书的过程中难免有疏漏和不足之处，请各位读者谅解并指正。在此，衷心感谢支持我的学员、团队成员、朋友、爱人和孩子，让我勇于把经验化作守护健康的宝剑，在营养科普的路上走得无畏无惧、信心满满。

曾强生

2021 年 10 月

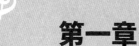

目 录

第四章

男性这样吃，
守护美满家庭精力旺

第五章

做孩子的营养顾问，
呵护茁壮成长智力高

第六章

给老人贴心照料，
吃出健康长寿少生病

第七章

提升全家生活品质，
这些营养常识放口袋

第一章

像营养师一样生活，
你必须知道这些

均衡营养
才是健康生命的保障

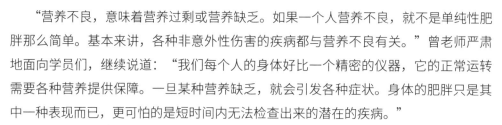

"曾老师，您说我都这么胖了，怎么还有大夫说我营养不良呢？我不太理解。"A学员有将近100千克的体重，头上满是汗，不解地问。

"没错，你的胖是由于营养不良导致身体代谢功能出现紊乱，造成很多需要排出体外的废物、毒素等没能正常排出，就会影响营养平衡。"曾老师回答道。

"我平常吃那么多，怎么还说是营养不良。营养不良具体是指什么呢？"A学员听不太懂。

"营养不良，意味着营养过剩或营养缺乏。如果一个人营养不良，就不是单纯性肥胖那么简单。基本来讲，各种非意外性伤害的疾病都与营养不良有关。"曾老师严肃地面向学员们，继续说道："我们每个人的身体好比一个精密的仪器，它的正常运转需要各种营养提供保障。一旦某种营养缺乏，就会引发各种症状。身体的肥胖只是其中一种表现而已，更可怕的是短时间内无法检查出来的潜在的疾病。"

均衡即全面、适度

营养均衡有全面、适度两个含义。营养全面，就是食物的品种、颜色保证多样化。如果很难将42种必需营养素记住，那起码要记住摄取蛋白质、脂肪、碳水化合物、维生素、矿物质和水这6种基础营养素，以此保障身体各项功能正常运作。营养适度，就是指对

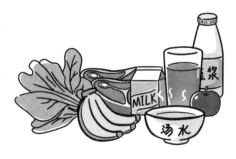

食物的摄取要适可而止，不可因食物美味、有特殊饮食癖好而贪食。极端地摄取某种营养，同样有损身体健康。

世界卫生组织（WHO）提到，目前很多肥胖者都属于营养缺乏型肥胖，缺乏

的是微量元素，剩余的往往是脂肪。像我们说的"喝水都会胖"的人，大多是代谢出现了问题，缺乏部分可以促进代谢的营养素，包括微量元素、常量元素和一些植物化学物质等。所以，我们一直强调要做到均衡营养。

平衡膳食宝塔

为了让全民做到营养均衡、合理膳食，早在 1997 年 4 月，中国营养学会与中国预防医学科学院共同组成的专家委员会就绘制出了平衡膳食宝塔，也称为"生命金字塔"。

平衡膳食宝塔分 5 层，从底层到顶层，食物的推荐摄入量越来越少。

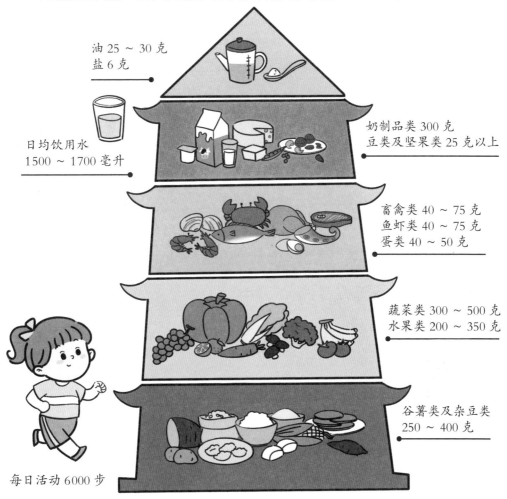

油 25 ～ 30 克
盐 6 克

日均饮用水
1500 ～ 1700 毫升

奶制品类 300 克
豆类及坚果类 25 克以上

畜禽类 40 ～ 75 克
鱼虾类 40 ～ 75 克
蛋类 40 ～ 50 克

蔬菜类 300 ～ 500 克
水果类 200 ～ 350 克

谷薯类及杂豆类
250 ～ 400 克

每日活动 6000 步

在日常生活中正确运用平衡膳食宝塔，应遵循以下几个原则：

1. 确定适合自己的能量水平（每日适宜摄入多少能量）。
2. 根据自己的能量水平确定需要的食物。
3. 食物同类互换，搭配丰富多样的膳食。
4. 要因地制宜，充分利用当地资源。
5. 要养成良好习惯，长期坚持。

依照平衡膳食宝塔中各种食物推荐摄入量安排一日三餐，长期坚持，不仅能满足机体对营养膳食的需求，而且利于强健体魄及增强免疫力。

曾老师说

要做到合理营养，还需要保证食物品种和颜色的多样化，我建议每日摄入的食物有 25 个品种以上。也许很多人会持怀疑的态度，认为每日摄入 12 个品种都这么难了，更别说 25 个品种了。

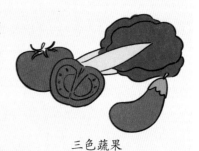

三色蔬果

其实像我自己，每日早餐会选择五黑豆浆，即黑豆、黑芝麻、黑小麦、黑米、黑枸杞，磨碎后冲服；加上全麦面包和鸡蛋，已经凑齐 7 个品种。

午餐的话，包含米饭、豆制品、肉类，以及 3 种不同颜色的蔬果，最好是绿色、紫色、红色，以深色蔬果为主。

五黑豆浆

下午，我会加一包综合坚果，里面含有 7～8 种不同种类的坚果，如开心果、核桃仁、蓝莓、夏威夷果、腰果、松子仁、葡萄干等。

晚餐和午餐吃的种类差不多，但会减少主食量。

再加上食用油，这样的话，其实每日摄入已经可以达到 25 个食物品种。

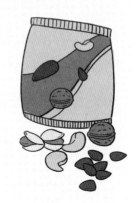

综合坚果

小·食谱大营养

木瓜炖牛肉

材料：

木瓜 200 克，牛肉 300 克，鸡蛋 1 个，蒜末、蚝油、高汤、玉米粉、米酒、盐、橄榄油、水淀粉、水各适量。

制作：

①牛肉洗净切条，用盐、玉米粉和鸡蛋腌制 2 小时。木瓜去皮，切成条状。

②热油锅，下蒜末爆香，下牛肉条、木瓜条，加入蚝油、高汤、米酒。

③加水炖煮 20 分钟，用水淀粉勾芡即可。

美味解说：

牛肉中蛋白质、钙、磷、铁等含量丰富，木瓜中含有大量维生素 C。两者一同食用，营养搭配更均衡。不喜欢吃牛肉的，也可以换成鸡肉。

芦笋炒鸡

材料：

芦笋 1 把，鸡胸肉 150 克，彩椒丝、蒜末、盐、橄榄油各适量。

制作：

①芦笋洗净，切段；鸡胸肉洗净，切丁。

②热油锅，加蒜末爆香，下鸡胸肉丁炒至变色。

③下芦笋段、彩椒丝翻炒片刻，加盐调味即可。

美味解说：

此菜品富含维生素 A、B 族维生素、蛋白质、膳食纤维，营养均衡，很适合平时作为晚餐，不会增加胃肠的消化负担。

民以食为天，
这些营养素是关键

蛋白质：健康生命的基石

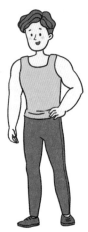

学员A眼巴巴盯着手机屏幕上肌肉线条紧致的男明星写真，一副"垂涎欲滴"的模样，让人忍俊不禁。"这么好看的肌肉，都是怎么练成的啊？总听说他们会吃一些蛋白粉。曾老师，吃蛋白粉真的可以帮助塑造这么美的肌肉线条吗？"

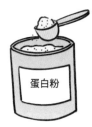

蛋白粉

"从某种意义上来说是的，但补充蛋白粉的同时，还得配合有效和正确的肌肉锻炼，才可以塑造这么完美的曲线。蛋白质是搭建好身体必不可少的材料，也是修复身体的重要原料。"曾老师指着自己的肌肉说道。

胡老师补充说："蛋白质是构成人体组织器官的支架和主要物质，在生命活动中起着重要作用。可以说，没有蛋白质，就没有生命活动的存在，这一点都不假。"

蛋白质很重要

学员A恰似明白地点了点头，继续问："蛋白质这么重要，难怪人人都说一天三餐离不开它。蛋白质这么重要，那它到底对人体有啥好处？"

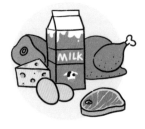

曾老师笑着竖起两个手指，分析道："就像事物可一分为二来看一样，蛋白质合成、分解的过程也是既对立，又统一的。在细胞中，除水分外，蛋白质约占细胞内物质的80%。它可以推动一切生命活动，调节机体正常生理功能，保证机体的生长、发育、繁殖、遗传，还可以促进损伤组织的修复。所以有人形象地说，蛋白质是搭建好身体最重要的'建筑材料'。"

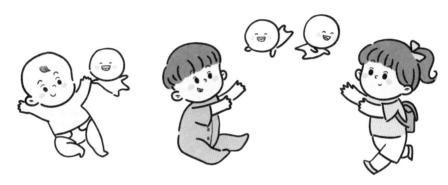

蛋白质伴随人体生长发育的全过程

虽然蛋白质只占人体全部质量的 18% ～ 20%，但它是人体生命活动的主要承担者，具有以下重要的生理功能：

① 构成与修复组织。

② 组成酶和某些激素。

③ 增强机体抵抗力，如组成白细胞、淋巴细胞、巨噬细胞、抗体（免疫球蛋白）、补体、干扰素等。

④ 调节体内渗透压，维持水、电解质和酸碱平衡。

⑤ 供给热量。

⑥ 维持机体正常的新陈代谢，完成各类物质在体内的输送。

⑦ 构成神经递质乙酰胆碱、5- 羟色胺等。

摄入有标准

2016 年，中国营养学会重新修订了膳食营养素的推荐摄入量（RNI）。新修订的蛋白质推荐摄入量中，成年男、女轻体力活动分别为 75 克／日和 65 克／日；中体力活动分别为 80 克／日和 70 克／日；重体力活动分别为 90 克／日和 80 克／日。

　　蛋白质尤其是动物蛋白，摄入过多，同样不利于人体健康。蛋白质在人体内的分解产物较多时，在一定条件下可对机体产生毒性作用；还会增加肝、肾负担，引起胃肠消化吸收不良。过量摄入动物蛋白的同时，人们往往摄入大量胆固醇和脂肪，增加诱发冠心病、高血压及其他心脑血管意外的风险。

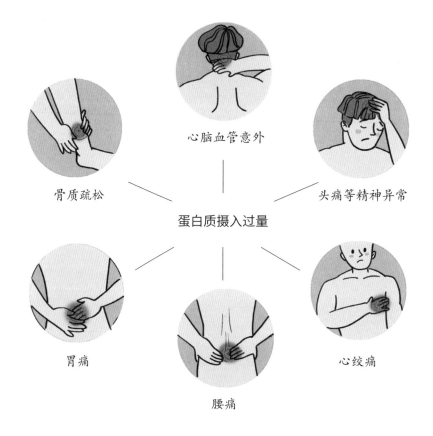

心脑血管意外

骨质疏松

头痛等精神异常

蛋白质摄入过量

胃痛

腰痛

心绞痛

就该从这里补

　　说到蛋白质，人们首先会想到鸡蛋、鹌鹑蛋，但并不是只有蛋类才富含蛋白质。吃归吃，但还得坚持食物多样化的原则。要补充蛋白质，优质蛋白是首选。可以从以下食物中摄取，这些食物包括猪肉、牛肉、羊肉、鸡肉、鸭肉等肉类，鱼、虾等水产品，鸡蛋、鸭蛋、鹌鹑蛋等禽蛋类，酸奶、奶酪等奶类及奶制品，豆腐、豆腐脑、豆浆、豆干等大豆类及豆制品。

　　在植物性食物中，米、面粉所含的蛋白质缺少赖氨酸，豆类蛋白质则缺少蛋氨酸和胱氨酸，因此，保证食物多样化可以起到互补作用，提高混合蛋白质的利用率。若同时补充适量动物蛋白，可以很好地提高膳食中蛋白质的营养价值。

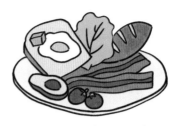

利用好蛋白质的互补作用

小·食谱大营养

虾仁炒滑蛋

材料：
鸡蛋 2 个，虾仁 80 克，葱花、盐、橄榄油各适量。

制作：
①鸡蛋搅匀成蛋液，加盐拌匀。
②虾仁洗净，去虾线。
③油锅加热后加入橄榄油，加入虾仁翻炒至熟。
④倒入蛋液，迅速翻炒 1～2 分钟，熄火起锅，撒上葱花即可。

美味解说：

虾仁味道鲜美，营养丰富，与同样富含优质蛋白的鸡蛋一同烹煮，蛋白质尤其丰富，很适合健美、美容、免疫力较弱的人群。

胡萝卜豆腐汤

材料：
胡萝卜、豆腐各 100 克，鸡蛋 1 个，鸡汤、盐、葱花各适量。

制作：
①胡萝卜、豆腐洗净，切丁；鸡蛋打散。
②鸡汤倒入锅中煮沸，加胡萝卜丁、豆腐丁煮 10 分钟。
③加盐，撒上葱花即可。

美味解说：

此汤品富含卵磷脂、蛋白质、胡萝卜素、钙等营养成分，植物蛋白尤其丰富，是一款色、香、味俱全的营养汤品，老人、孩子、产妇都适合食用。

脂肪：存储热量的仓库

在以人体营养素为主题的课堂上，几个学员又因为谁胖谁瘦互相调侃起来。

学员 A 是一个胖胖的女生，最讨厌被人说胖，但总是会用自嘲来缓解尴尬："我这一身肥肉，到了冬天都不怕冷呢。"

学员 B 是一个很瘦的女生，经常烦恼于自己太瘦，认为不好看："还真别说，我很羡慕你呢。我也想多长点肉，看起来气色好一点。"

其他几个人也七嘴八舌，议论起脂肪到底有什么好处的问题。曾老师安静地听着这些学员的讨论，然后示意大家安静，打算好好给大家讲讲关于脂肪的营养话题。

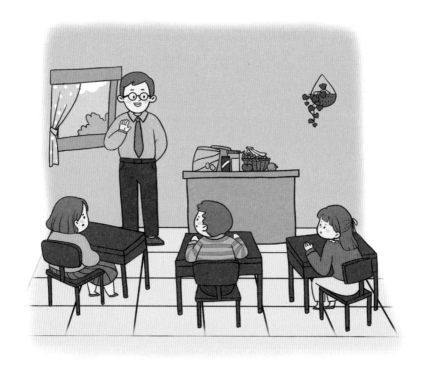

无须"谈脂色变"

在生活中，很多人都是"谈脂色变"，仿佛脂肪是"罪大恶极"的。其实，脂肪用得好，反而对身体有一定好处，例如延缓衰老、改善内分泌功能等。脂肪搭配得好，还有利于减肥。

在营养学里，脂肪是人体所必需的六大营养素之一。它是人体细胞内良好的储能物质，为我们提供能量，是营养素中产热量最高的物质。保持适量脂肪，能够更好地保护好我们的皮肤和心脏。

另外，脂肪可以维持体温恒定，保证身体表层的毛发和皮肤的健康，促进脂溶性维生素的溶解、吸收和利用，提供身体必需的脂肪酸。对生长发育快速的青少年来说，脂肪对其大脑、视觉及性功能的发育也极为重要。

摄入有标准

脂肪有着这样重要的作用，就需要我们多从食物当中寻求合适的摄入比例。一般来讲，摄入量以占人体总能量来源的 20% ～ 25% 较为合适。摄入过多，不仅导致身体过胖，增加动脉硬化、高脂血症、血栓等心脑血管疾病发生的风险，也不利于蛋白质和铁的吸收。

实际上，一般成年人每日应摄入的脂肪在 50 ～ 80 克。我国营养专家提出，每日摄入的脂肪产热量应占总产热量的 20%。也就是说，每个人应摄入的脂肪和他一天总

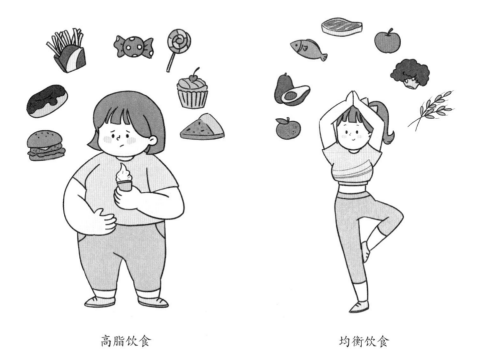

高脂饮食   均衡饮食

摄入的热量有关。婴幼儿和儿童摄入脂肪的比例高于成年人。6 个月以内的婴儿脂肪产热量占 45%，6 ～ 12 个月婴儿脂肪产热量占 40%，1 ～ 18 岁儿童及青少年脂肪产热量占 25% ～ 30%，成年人脂肪产热量占 20% ～ 25%。

　　在一般热量摄入的情况下，一天除去摄入的动物食品、植物食品中所含的脂肪外，摄入食用油 25 克左右为宜。

就该从这里补

　　在日常食物中，脂肪的来源主要是植物中的油和动物中的脂。在植物中，含油量较高的食物主要有花生油、芝麻油及橄榄油等；而动物中的猪油、牛油、鱼油及肥肉等含脂量较高。

　　此外，在坚果类食物中，夏威夷果、芝麻、开心果、核桃、松子仁等脂肪含量不低，建议每日摄入一小把即可。油炸类食品、奶油糕点等所含油脂也很高，要注意控制摄入量，这类食品的饱和脂肪酸含量较高。

曾老师说

　　现在很多奶茶店的生意特别火爆，有的人还号称以奶茶"续命"，不同口味的奶茶陆续上新。但其实，奶茶常被检测出反式脂肪酸含量超标！

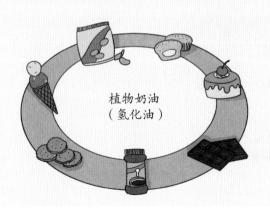

植物奶油
（氢化油）

反式脂肪酸是一种不饱和脂肪酸。它分为 2 种，一种是天然反式脂肪酸，最主要的来源是牛、羊等反刍动物的肉、脂肪、乳和相关乳制品，可以放心食用；另一种是非天然的反式脂肪酸，它的制作工艺是把植物油通过人工催化加氢以后形成的。这种反式脂肪酸可以使制作出来的糕点更加松软，使炸鸡和炸薯条更加香脆可口，但对人体却没有任何好处，是人类健康的杀手，特别容易诱发高脂血症、高血压、肥胖、冠心病等现代常见病。

因此，在选购时，要特别注意选购标签上标示"反式脂肪酸 0"的食物，避开营养陷阱。

小食谱大营养

松子仁炒玉米

材料：
松子仁 50 克，玉米粒 200 克，胡萝卜粒 20 克，香油、橄榄油、葱花、盐、水淀粉各适量。

制作：
①热油锅，将松子仁放在油锅里炒至微黄，捞出备用。
②玉米粒在六分热的油锅里翻炒，加入松子仁和胡萝卜粒拌匀。
③放入盐、葱花，放入水淀粉翻炒。
④淋上香油，即可装盘。

美味解说：
这道菜能为大脑提供优质且丰富的不饱和脂肪酸，促进脑细胞发育。其中的松子仁还能缓解便秘。

芹菜腰果炒香菇

材料：
芹菜 100 克，水发香菇 3 个，生腰果 80 克，蒜末、盐、橄榄油各适量。

制作：
①材料洗净。芹菜切段，香菇切片，生腰果沥干后切碎。
②芹菜、香菇焯水；腰果粒炸熟。
③热油锅，爆香蒜末，加入芹菜段、香菇片、腰果粒拌匀，加盐调味即可。

美味解说：
此菜品富含膳食纤维、蛋白质、钾、钙等，不饱和脂肪酸尤其丰富，利于保护脑细胞和血管，降血脂、降血压。

碳水化合物：人体能量的最主要来源

"各位同学一起思考一下我的问题，"曾老师看着台下几位新学员，继续说道，"2014 年，武汉某卫生服务中心对当地两家寺院的僧人进行体验，结果发现，在受检的 30 名僧人中，有近一半的人患有脂肪肝。请问这是为什么？"

"曾老师，僧人都是吃素食的，不可能会得脂肪肝，会不会是体检本身存在问题？"一位戴眼镜的学员首先对问题本身表示质疑。

"会不会是因为他们的主食多是精米、精面，所以吸收了大量碳水化合物，导致肥胖，久之诱发脂肪肝？"另一位学员懂一点基础营养学。

"没错，这位学员说到重点了。"曾老师表示赞许地看了他一眼，解释道："归根结底，就是摄入太多精细米面为主的主食，造成碳水化合物吸收过量。而当摄入量超过人体代谢的需要时，多余的部分就会转化为脂肪，积存于肝脏，最终形成脂肪肝。"

无糖不可的生活

碳水化合物、蛋白质和脂肪是构成生物体的三大基础物质。碳水化合物除了为人体提供能量，也是细胞结构的主要成分。每个人体细胞内都含有 2% ～ 10% 的碳水化合物。因此，一旦体内缺乏碳水化合物，如脑组织缺乏碳水化合物，就会出现头晕、出冷汗，甚至昏迷等脑功能障碍。

很多人为了控制体重索性放弃主食，实际上，真正导致肥胖的是那些经过精细加工的精制碳水化合物食物，如馒头、米饭、面条、油条、甜点、奶茶及含糖量高的饮料等。如果我们弄清楚碳水化合物的重要性及摄入渠道，就能保证健康长寿，还能保持苗条的身材。

精制的大米粥

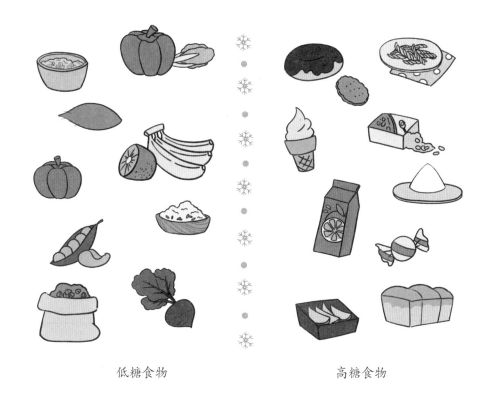

低糖食物　　　　　　　　高糖食物

摄入有标准

　　碳水化合物是人体热量的主要来源，必须保证每日摄入充足，但摄入太少或太多碳水化合物都会增加营养失衡的风险，因此要注意适量。根据我国人群身体状况，每日碳水化合物摄入比重占总能量摄入的 55% ～ 65% 比较合适。

　　摄入过多会造成肥胖，过少又容易导致疾病发生。对脑力劳动者和学生群体而言，更要重视碳水化合物的正常摄入，才能保证大脑功能的正常运作。

　　谷物作为传统主食，是极为经济的碳水化合物来源。中国营养学会推荐一般成年人每日应摄入 250 ～ 400 克谷物。像蛋糕、冰淇淋之类的甜食，以及可乐、冰红茶之类的含糖饮料，由于都含有大量精制糖，应尽量减少摄入。

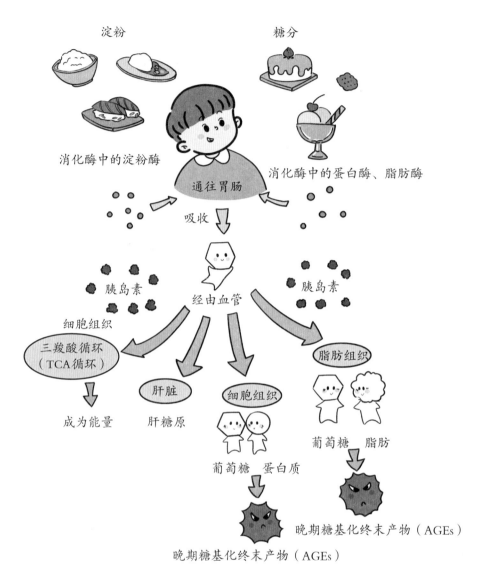

淀粉 　　　　　糖分

消化酶中的淀粉酶　　　　　消化酶中的蛋白酶、脂肪酶

通往胃肠

吸收

胰岛素　　　　　胰岛素

经由血管

细胞组织

三羧酸循环
（TCA循环）

脂肪组织

肝脏　　　细胞组织

成为能量　　肝糖原

葡萄糖　脂肪

葡萄糖　蛋白质

晚期糖基化终末产物（AGEs）

晚期糖基化终末产物（AGEs）

糖类在体内的代谢过程

就该从这里补

　　五谷杂粮如燕麦、小米、高粱、荞麦及各种豆类，果蔬类如甘蔗、西瓜、葡萄、甜瓜、胡萝卜、红薯，以及坚果类、干豆类等，这些食物富含复合碳水化合物，可以适量补充。

曾老师说

　　这两年，"抗糖"概念迅速火爆，原因是它能够帮助减轻体内的糖化反应，减缓肌肤衰老，还有保持体形的作用。但其实很多女生并没有真正了解"抗糖"这件事，仍是一边服用抗糖片，一边喝着焦糖奶茶。

　　真正意义上的"抗糖"，其实是指身体不要有多余的糖。

　　糖化反应是指我们体内没有被消耗掉的糖和蛋白质相互作用进行糖化反应而产生晚期糖基化终末产物（AGEs）的过程。当机体摄入糖分后，多余的糖会与蛋白质结合，破坏它的结构。真皮层胶原蛋白和弹力蛋白被慢慢糖化，开始发生质变，失去弹性；加上胶原蛋白更新慢，渐渐地，皮肤会变得暗沉、长斑、长痘，加速老化。

　　所以，在"抗糖"的实际操作上，还需要管住嘴，控制好糖分的摄入。

小食谱大营养

火腿芝士烤蛋

材料：
无淀粉火腿肠 2 根，鸡蛋 2 个，西红柿、生菜、椰子油各适量，马苏里拉芝士碎块 50 克。

制作：
①将无淀粉火腿肠切片后放入盘中，淋上椰子油。
②将鸡蛋煮熟，切片，放在火腿肠片上。
③撒上切碎的生菜、西红柿。
④撒上芝士碎块，放入微波炉高火烤 3 分钟即可。

美味解说：

这一道营养丰富、低碳水化合物的美食可以让人放心食用，不仅不必担心肥胖，还能摄入丰富的维生素 C 和番茄红素，既养颜，又健康。

凉拌豆干鸡肉丝

材料：
豆干 80 克，鸡胸肉 100 克，香菜段、香油、白芝麻、盐各适量。

制作：
①豆干切条，焯水；鸡胸肉洗净，汆熟，撕成丝。
②大碗中加入鸡胸肉丝、豆干条、香菜段、盐拌匀。
③淋上香油，撒上白芝麻即可。

美味解说：

此菜品中的卵磷脂、蛋白质、钙尤其丰富，因低碳水化合物、高蛋白的优点备受人们喜爱，利于纤体瘦身，同时保护大脑。

矿物质：人体生理功能的维护者

"曾老师，我孩子班里有个小朋友经常小腿抽筋，到医院检查，发现是缺钙。我很担心我家孩子也缺钙啊。"小区广场里，一位年轻的家长向刚下班的曾老师提问。

"钙只是人体矿物质的一种，还有其他矿物质都与我们的身体健康密切相关。"曾老师笑着回答。

"那怎么办呢？有时候身体缺啥，我们不清楚，也不敢胡乱给孩子补充。"家长很着急。

"如果您不能确定自己和家人是否缺乏某种矿物质，可以去医院做个详细检查，具体可以咨询营养科的专业医生，那时再对症补充就好了，"曾老师安抚道。"而且通过各类食物进行营养补充，很快就能改善身体的健康状况，只要掌握一些这方面的营养学知识就可以了。"看着家长愁容不展的样子，曾老师又补充了一句。

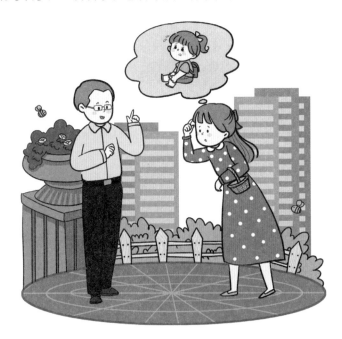

人体组织的重要成分

矿物质是构成人体组织和维持正常生理功能必需的各种元素的总称，是人体必需的六大营养素之一。人体中含有的各种元素，除了碳、氧、氢、氮等主要以有机物的形式存在，其余 60 多种元素统称为矿物质（也叫无机盐）。其中 21 种为人体必需营养。钙、镁、钾、钠、磷、硫、氯 7 种元素含量较多，占机体体重的 0.01% 以上，称为宏量元素。其他元素如铁、铜、碘、锌、硒、锰、钼、钴、铬、锡、钒、硅、镍、氟共 14 种元素含量极少，占机体体重的 0.01% 以下，称为微量元素。

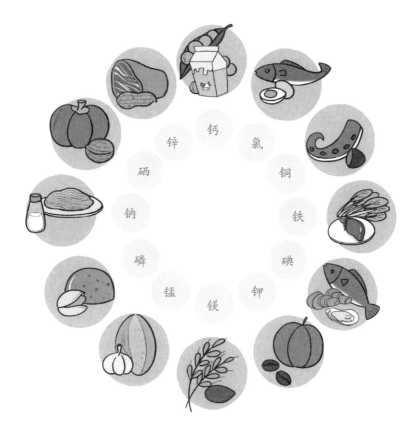

各类矿物质的代表食材

不可替代的作用

矿物质与维生素一样，无法在人体内自行合成，需要通过饮水和食用新鲜蔬果等方式来摄入。

虽然矿物质在人体内的总量不及体重的 5%，也不能提供能量，却在人体的生理活动中发挥着重要的作用。并且，它们在体内不能自行合成，必须由外界供给。矿物质摄入量不够时，就会引发各类缺乏症。

钙 ▶ 　　钙是骨骼、牙齿及软组织的重要成分。缺钙易得佝偻病、骨质疏松症、心血管疾病等。成年人每日需摄入钙 800 毫克左右。

镁 ▶ 　　镁能激活多种酶，促进细胞内新陈代谢，调节神经活动，预防心血管疾病等。成年人每日需摄入镁 330 毫克左右。

钾 ▶ 　　钾是细胞内液的主要离子，对细胞内液的渗透压、酸碱平衡的维持具有重要作用。缺钾时会出现全身无力、心跳减慢，严重缺钾时还会导致呼吸肌麻痹。成年人每日需摄入钾 2000 毫克左右。

钠 ▶ 　　钠是机体组织和体液的固有成分，对维持细胞系统和调节水、电解质平衡起重要作用。成年人每日需摄入钠 1500 毫克左右。

铁 ▶ 　　铁是人体血液中运输和交换氧气所必需的成分。青少年缺铁容易导致注意力和记忆力下降、智力和身体发育受损，成年人缺铁时则面色苍白、指甲薄脆、表情冷漠、无精神。成年男性每日需摄入铁 12 毫克左右。成年女性每日需摄入铁 20 毫克左右。

锌 ▶ 　　锌是核酸和蛋白质合成的要素，参与多种酶的合成，还能改善味觉，增加食欲。青少年缺锌会影响生长发育。成年男性每日需摄入锌 12.5 毫克左右。成年女性每日需摄入锌 7.5 毫克左右。

碘 ▶ 　　碘是甲状腺的重要组成部分，缺碘会诱发甲状腺肿大，出现脖子粗大等症状。成年人每日需摄入碘 120 微克左右。

就该从这里补

喝牛奶是补钙的最佳途径之一，豆制品和海制品也都含钙丰富，可以咀嚼的带骨小鱼干、小虾米都是补钙上选。

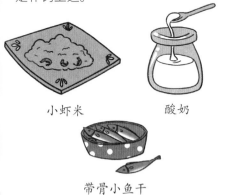

小虾米　　　酸奶

带骨小鱼干

镁与钙是很好的搭档，最好将摄入比例控制在 1∶2。富含镁的食物主要有菠菜、杏仁、腰果、大豆、黑豆、酸奶和鳄梨等。

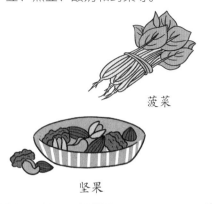

菠菜

坚果

植物性食物中的铁吸收率较动物性食物低，因此，平时可以增加牛肉、猪瘦肉的摄入量，并尽量保证每周吃 1～2 次猪肝、猪血等含铁丰富的食物。

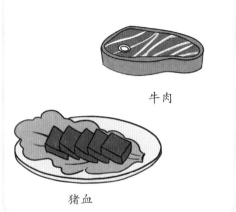

牛肉

猪血

贝壳类海产品、红肉及动物内脏是补锌的极好食物来源，其他推荐食物还有花生酱、芝麻酱、坚果等。

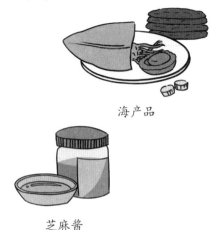

海产品

芝麻酱

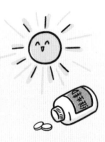

人过 35 岁，体内的钙开始明显流失，因此在 35 岁之前，尤其是青春期，最好补充足够多的钙——本钱要多一点。因为 18 岁以后，人体骨骺线基本闭合，所以青春期的孩子要补充足够的钙。

通过以往的中国居民膳食调查可以发现，我们的钙摄入明显不足（中国人很少有喝奶的习惯），每日摄入的钙基本只有推荐量的一半，即 400 毫克左右。因此有"中国人是一个缺钙的民族"等说法，这就要求我们在日常饮食中多重视补钙，如摄入高钙食物的同时，适当晒太阳，补充维生素 D，促进钙的吸收和利用。

小·食谱大营养

虾皮蒸蛋

材料：
鸡蛋 2 个，虾皮 80 克，胡萝卜丁 50 克，盐、胡椒粉、香油、葱花、醋各适量。

制作：
①将鸡蛋打入碗中，加适量温水搅拌。
②加入适量盐和胡椒粉，搅拌均匀。
③将虾皮撒在蛋液上面，并用保鲜膜盖住碗口，戳几个小洞，开小火慢蒸。
④出锅后，撒上葱花和胡萝卜丁点缀，淋上香油，滴一点醋即可。

美味解说：

虾皮中的钙含量丰富，但是很难在食用时被充分吸收，在蒸蛋时加点醋，虾皮里面的钙容易溶解出来，从而提高吸收率。

奶香娃娃菜

材料：
娃娃菜 200 克，牛奶 100 毫升，高汤、盐、淀粉各适量。

制作：
①娃娃菜洗净，切段；牛奶加淀粉拌匀成牛奶汁。
②锅中加高汤煮沸，加入娃娃菜煮 5 分钟。
③加入牛奶汁拌匀，加盐调味即可。

美味解说：

此菜品奶香十足，汤味鲜浓，富含钙、蛋白质和维生素 C 等，补钙效果很不错，老年人和孩子食用尤为合适。

维生素：维持生命活动的必需营养素

课堂上，几个学员对于"维生素"还是不能很好地理解，总觉得它不及之前讲的蛋白质、脂肪和碳水化合物等概念容易理解。

"'维生素'，维持生命的营养素嘛，但是它为什么这么重要？它既不是人体细胞的组成部分，也不参与人体能量提供，那还有啥重要性呢？"学员 A 费解地看着曾老师。

"打个比方，假如我们的身体是一辆汽车，身体的器官和各组织就是这辆汽车的零件，我们摄入的食物就是为汽车提供能量的汽油，而维生素就是火花塞，能理解吗？"曾老师反问。

"也就是说，你的引擎再好，油缸加满上等的好汽油，但是没有火花塞的引燃参与，人体这辆汽车就无法启动。"学员 B 一脸顿悟的样子回复道。

庞大的微型家族

维生素，英文名叫 Vitamin（维他命），目前已经发现的有几十种，其中有 13 种确定对人体健康是必要的。从分类上看，共有脂溶性和水溶性两大类，前者包括维生素 A、维生素 D、维生素 E、维生素 K，后者包括 B 族维生素、维生素 C 等。

维生素并不参与构成人体细胞，也不为人体提供能量，但它在维持人体正常生理方面发挥着重要作用。

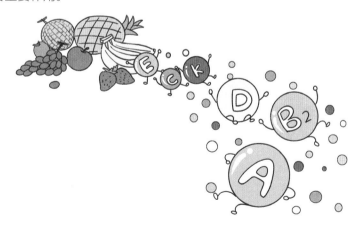

维生素在维持人体正常生理方面发挥重要作用

与植物及大多数微生物不同，人体几乎无法自行合成维生素，只能通过食物获得。尽管正常均衡的饮食足够满足人体对各类维生素的摄取，但对孕妇、哺乳期女性、婴幼儿及特殊维生素缺乏人群来说，仍需要遵循专业营养师的指导进行针对性的补充。实际上，人体对维生素的需求量极少，但一旦缺乏，却会引发相应的维生素缺乏症，直接损害健康。各种维生素在人体新陈代谢过程中发挥不同作用。

分 类	作用及缺乏时引起的症状
维生素A	当维生素A缺乏时，人的眼睛和皮肤会发干，易患结膜炎及夜盲症等，还会因免疫力降低而诱发口腔溃疡
B族维生素	当B族维生素缺乏时，问题更明显： ◎维生素B_1参与循环和消化，并帮助神经和肌肉维持正常功能；它还能构成脱羧酶的辅酶，参与糖的代谢。缺乏时会出现水肿、脚气病、消化不良、生长迟缓等 ◎维生素B_2是体内许多重要辅酶的组成成分，缺乏时会造成皮肤湿疹、结膜充血、角膜炎等 ◎维生素B_5（泛酸）在抗应激、抗寒冷、抗感染、拮抗某些抗生素的毒性方面有重要作用 ◎维生素B_6在蛋白质代谢中起重要作用，缺乏时会出现脂溢性皮炎、口腔炎、外周神经功能紊乱等 ◎维生素B_{12}可以促进维生素A在肝脏中的贮存，促进细胞发育成熟和机体代谢。缺乏时，容易引发巨幼细胞性贫血、高同型性半胱氨酸血症 ◎维生素B_9（叶酸）缺乏时，容易造成新生儿神经管缺陷（如脊柱裂和无脑畸形）
维生素C	维生素C又叫抗坏血酸，它能增强免疫力、保护牙龈健康、促进铁吸收、减少皮肤黑色素沉着。维生素C缺乏早期，会出现牙龈松动或炎症，之后出现全身点状出血
维生素D	维生素D主要通过阳光合成，可以促进机体对钙、磷的吸收，促进牙齿健全和骨骼钙化；缺乏时会出现肌肉疼痛、关节僵硬、骨质疏松等，也容易发生骨折。儿童缺乏维生素D则易发生佝偻病
维生素E	维生素E又叫生育酚，可以对抗自由基、防治不孕不育；缺乏时易导致女性不育、流产或肌肉萎缩等。适当补充维生素E，有很好的抗氧化作用，可以延缓衰老

就该从这里补

缺乏维生素 A，可以从动物肝脏，如鸡肝、羊肝和猪肝等摄取，还可以从蔬菜、水果中摄取，如胡萝卜、西红柿、芥蓝、辣椒、橘子等。

B 族维生素的食物来源较丰富，种子皮、动物内脏、瘦肉、奶类等都含有丰富的 B 族维生素。所以，每日多摄取高质量饮食，更利于 B 族维生素的补充。

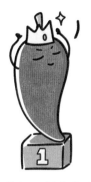
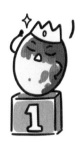

辣椒、鲜枣中的维生素 C 含量丰富

常见的蔬菜、水果中都含有丰富的维生素 C，每日摄入 100 毫克左右就可以满足身体所需，如 100 克西蓝花和 10 个草莓即可满足。蔬菜中的辣椒、水果中的鲜枣含维生素 C 尤其丰富。如果条件实在不允许，也可以通过维生素 C 制剂进行补充。

对于维生素 D 的补充，可以通过多方面来进行，成年人每日推荐摄入维生素 D400 国际单位。可以增加户外运动，每周 2～3 次户外运动，每次 1 小时左右。摄入维生素 D 含量丰富的金枪鱼、鳕鱼、三文鱼等深海鱼类，动物肝脏、牛奶、蛋黄和香菇，强化食品及维生素 D 制剂。

平时可以多吃一些富含维生素 E 的食物，如坚果、种子类、豆类及谷类胚芽等。

曾老师说

1. 经常使用电脑、手机等电子产品的人，可以多补充维生素 A，利于保护视力。可以多摄入深绿色蔬菜，红色、黄色蔬菜也可以，如西蓝花、彩椒等。

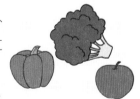

多补充维生素 A

2. 通过晒太阳促进维生素 D 合成时，要注意选对时间，首选早上 6～10 点和下午 16～17 点，这时的阳光紫外线相对弱一点，不容易晒伤皮肤。

3. 40 岁以上的中老年人多发动脉粥样硬化（脂肪和胆固醇沉积在血管壁），通过适当补充维生素 E，可以抗脂肪和胆固醇氧化，同时有保护大脑、神经、血管的功能。

4. 要高效补充维生素 C，建议首选青椒、茼蒿、苦瓜、莴苣等做成沙拉，则维生素 C 保留比较完整。同时，可以从草莓、鲜枣、柑橘、柠檬等水果中补充丰富的维生素 C。每日摄入 2 个拳头大小的当季新鲜水果即可。

5. 要完整地补充 B 族维生素，建议选择蒸煮、急火快炒等烹饪加工方式，避免煎炸、烧烤等，以免破坏食物中的 B 族维生素。

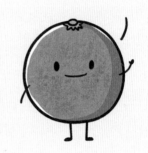

我水分多，维生素 C 丰富

小食谱大营养

酸甜鱼虾煲

材料:

西红柿 1 个，黑鱼 300 克，明虾 100 克，西蓝花、玉米粒各适量，水、盐、白糖、香油各适量。

制作:

①食材洗净。西红柿切粒，黑鱼切块，明虾去头尾及虾线。

②黑鱼、明虾放入锅中，加水，煮 10 分钟。

③加西红柿粒、西蓝花、玉米粒煮 5 分钟。

④滴入香油，加盐、白糖调味即可。

美味解说:

这道菜中富含番茄红素、虾红素、维生素 C 和膳食纤维，且含有容易消化的高质量蛋白质，既开胃，又有利于吸收各种营养素。

三鲜水饺

材料:

猪肉末 200 克，西葫芦、胡萝卜、香菇各 50 克，盐、酱油、橄榄油、饺子皮各适量。

制作:

①西葫芦、胡萝卜、香菇洗净，切碎。

②大碗中加入猪肉末和以上蔬菜馅，加酱油、盐、橄榄油拌匀成馅。

③饺子皮包馅，做成饺子，入锅煮熟即可。

美味解说:

这款三鲜水饺鲜香十足，富含胡萝卜素、维生素 C、维生素 A、钙、膳食纤维等。脾胃消化不好、便秘的人及老年人食用，利于消化吸收。

膳食纤维：肠道健康清理工

"曾老师，我经常便秘，真是太难受了。您有什么好建议吗？"办公楼里新来的保洁员刘师傅扶着办公室的门，不好意思地问道。

"刘师傅，您这一身肉啊，是不是平常喜欢吃各种山珍海味啊？"曾老师打趣道。

"山珍海味谈不上，但就是喜欢吃肉，就着大馒头，那叫一个过瘾！"刘师傅提高了嗓门。

"倒是过瘾了，但导致胃肠道消化不好，所以才出现便秘啊。"曾老师有些严肃了。

"那怎么办啊？您是专家，给我支支招吧！"刘师傅的表情也跟着严肃起来。

"多摄入富含膳食纤维的蔬果，就能解决你的便秘问题。同时，主食粗细粮搭配，减少馒头、米面这些精细主食的摄入，自然就好了。"曾老师提出建议。

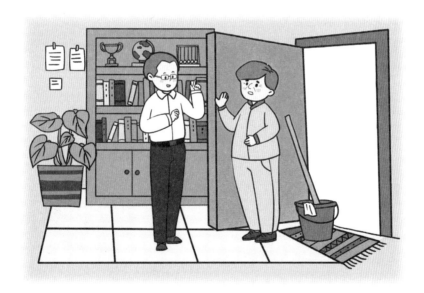

一种特殊的多糖

膳食纤维的主要成分是非淀粉多糖，来自植物细胞壁的成分，包括纤维素、半纤维素、果胶和非多糖成分的木质素等，是一种非常特殊的多糖。它不能产生能量，也不能被胃肠道所吸收。

正因如此，膳食纤维一度被认为是一种毫无营养的物质。随着医学和营养学的逐步发展，它逐渐得到重视，并且作为对人体健康有益的一类营养素被单列出来。

可溶、不可溶，作用各不同

根据膳食纤维是否能够溶于水，分为可溶性膳食纤维和不可溶性膳食纤维两个类别。

可溶性膳食纤维可减缓消化速度和加速胆固醇排泄，还可以帮助糖尿病患者降低胰岛素和甘油三酯水平。

不可溶性膳食纤维包括纤维素、木质素和一些半纤维，可降低患大肠癌的风险；同时可吸附食物中的有毒物质，促进消化道中有毒废物的排出，预防便秘和肠炎。

总体而言，膳食纤维在改善肠道功能、降低血糖和胆固醇、控制体重和减肥，以及预防心脑血管疾病、癌症、糖尿病方面有着重要的作用。

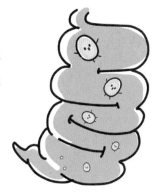

膳食纤维对保持肠道健康
很有帮助

就该从这里补

可溶性膳食纤维可以从大麦、豆类、胡萝卜、柑橘、亚麻籽、燕麦和燕麦糠等食物中摄取。不可溶性膳食纤维可以从谷物麸皮、全谷粒、干豆类、干蔬菜和坚果中摄取。总体摄入量控制在每日 25～30 克即可。

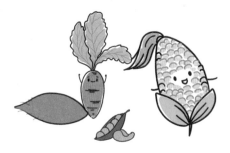

从五谷杂粮中补充丰富的膳食纤维

曾老师说

国际相关组织推荐的膳食纤维日摄入量中，美国防癌协会推荐标准为每人每日30 ～ 40 克，世界粮农组织建议正常人群摄入量为每人每日 27 克。

中国营养学会提出中国居民摄入的膳食纤维量及范围如下：

低能量饮食（1800 千卡）者为 25 克 / 日。

中等能量饮食（2400 千卡）者为 30 克 / 日。

高能量饮食（2800 千卡）者为 35 克 / 日。

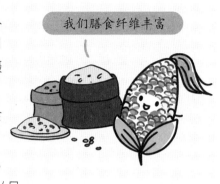

我们膳食纤维丰富

小食谱大营养

凉拌芝麻海带

材料：

海带丝 100 克，盐、酱油、香油、白醋、白芝麻各适量。

制作：

①将海带丝用凉水浸泡一夜后清洗干净，切成小段。

②将海带段放入料理盆中，加入盐、酱油、香油、白醋拌匀。

③盛盘，撒上白芝麻即可。

美味解说：

此菜品含碘丰富，可促进血液中甘油三酯的代谢，还利于润肠通便。同时，此菜品热量不高，膳食纤维丰富，能加速肠道毒素的排出，排毒瘦身。

豌豆炒牛肉丁

材料：

牛肉 100 克，豌豆、胡萝卜各 80 克，橄榄油、盐、葱花各适量。

制作：

①牛肉洗净，切丁；豌豆洗净，胡萝卜洗净切丁，均焯水沥干。

②热油锅，加牛肉丁翻炒至变色，加入豌豆、胡萝卜丁拌匀。

③加盐调味，撒上葱花即可。

美味解说：

此菜品颜色丰富，让人食欲大增，富含胡萝卜素、膳食纤维、铁、蛋白质。豌豆、胡萝卜的润肠通便效果尤为突出，适合便秘的人群食用。

水：人类生命的源泉

"曾老师，你要对自己爱人好一点呢。你看，我们现在都喝苏打水了，你们家怎么还喝这种普通的白开水呢？"曾老师的好朋友王曼坐在沙发上调侃道。

"就是，就算不喝苏打水，也要喝纯天然的矿泉水，那才能保证水分充足和体内营养啊。"小刘老师也跟着补充一句。

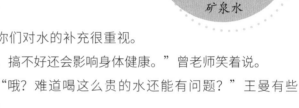
矿泉水

"你们说的都有道理，说明你们对水的补充很重视。但并不是所有的水都能随便喝的，搞不好还会影响身体健康。"曾老师笑着说。

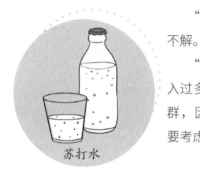
苏打水

"哦？难道喝这么贵的水还能有问题？"王曼有些不解。

"矿泉水固然不错，但若长期喝，也要考虑矿物质摄入过多的问题。再比如苏打水，它更适合尿酸偏高的人群，因为它的弱碱性可以中和尿酸，但如果长期喝，就要考虑它对胃酸的影响。"曾老师以专业角度给大家科普。

仅次于氧气的重要物质

水被誉为生命的源泉，其重要性远超于其他营养物质。在极端环境下，一个人可以依靠体内原本存储的营养物质存活 30 日左右，但若脱离了水，则 1 周都很难坚持。

有数据指出，一个成年人体内有约 60% 质量比重的水，儿童接近 80%。随着年龄的增长，体内的水含量逐渐减少。水中有构成人体组织的重要物质，其中含有丰富的矿物质，

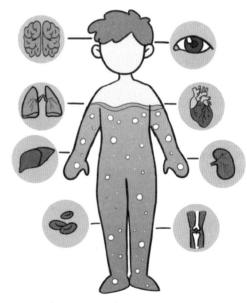
身体各个器官组织都离不开水

可以为人体补充大量营养；同时作为各营养素和物质运输的介质，辅助机体进行食物的消化、吸收和废物的排出，参与体温调节及维持酸碱平衡。

正确补水有技巧

一个成年人处于正常的情况下，饮水量应该是：男性每日 1700 毫升，女性每日 1500 毫升。也就是说，每日至少要喝 8 ～ 10 杯水，同时要注意喝水的技巧。

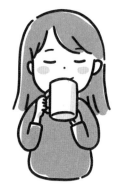

小口喝水
利于身体吸收

1 早起喝一杯水。　　**4** 不要过量饮水。

2 不渴也要喝水。　　**5** 餐前适当补水。

3 宜小口喝水。　　**6** 多喝看不见的水，如食用各种蔬果。

正常成年人每日水的出入量平衡

来源	摄入量（毫升）	排出途径	排出量（毫升）
饮水或饮料	1200	肾脏（尿）	1500
食物	1000	皮肤（蒸发）	500
		肺（呼气）	350
内生水	300	大肠（粪便）	150
合计	2500	合计	2500

不同人群，
不一样的营养原则

在超市牛奶销售区域，曾老师正选购牛奶，赶巧小区邻居小王也在。

"小王，怎么买了这么多牛奶啊？"曾老师不解地问。

"我听您直播的讲座说牛奶营养丰富，含有大量蛋白质和脂肪，还有多种免疫球蛋白，能提高人体免疫力。对了，还能补钙，正好给我儿子好好补补。"小王兴奋地回答。

"没错，孩子喝牛奶可以促进骨骼发育，老年人喝牛奶可以预防骨质疏松。但是，你这一家三口也喝不了这么大一堆吧？"曾老师有点纳闷。

"这不是我岳父来了吗？他前阵子有胆囊炎，做了胆囊切除手术。我想着多买点，对他恢复健康有好处。"小王答道。

"那可不行啊！要记住，有胆囊炎、胰腺炎的人千万不能乱喝牛奶。"见小王不解的表情，曾老师补充道："牛奶中的脂肪成分在体内消化过程中需要胆汁、胰脂酶的参与，这反而加重了胆囊和胰腺的负担，不但没补充到营养，还加重病情了。"

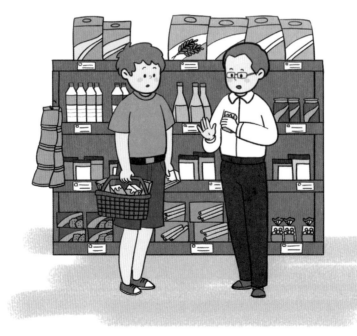

合理膳食指南

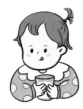

学龄前儿童膳食指南

◆规律就餐，自主进食，不挑食，培养良好的饮食习惯
◆每日饮奶，足量饮水，正确选择零食
◆食物应合理烹调，易于消化，少调料、少油炸
◆可以适当参与食物的选择与制作，增进对食物的认知与喜爱
◆经常到户外活动，保障健康发育

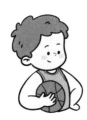

青少年膳食指南

◆多吃谷类，供给充足能量
◆三餐合理，规律进餐，培养健康饮食行为
◆合理选择零食，足量饮水，不喝含糖饮料
◆不偏食、不节食，不暴饮暴食，保持适宜的体重增长
◆保证每日至少活动 60 分钟，增加户外活动时间

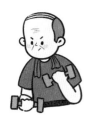

老年人膳食指南

◆少量多餐，食物细软，预防营养缺乏
◆主动足量饮水，积极参加户外活动
◆延缓肌肉衰减，维持适宜体重
◆摄入充足食物，鼓励陪伴进餐，增加食欲

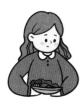

备孕妇女膳食指南

◆调整孕前体重至适宜水平
◆常吃含铁丰富的食物，选用碘盐，孕前 3 个月开始补充叶酸
◆禁烟酒，保持健康的生活方式

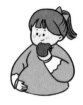

孕期妇女膳食指南

◆补充叶酸，常吃含铁丰富的食物，选用碘盐
◆孕吐严重者可少量多餐，保证摄入所需的碳水化合物
◆孕中晚期适量增加奶、鱼、禽、蛋、瘦肉的摄入
◆适度活动身体，维持孕期适宜增重
◆禁烟酒，愉快孕育新生命，积极准备母乳喂养

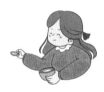

哺乳期妇女膳食指南

◆增加富含优质蛋白质和维生素A的动物性食物及海产品，选用碘盐
◆产褥期食物多样，不过量，重视整个哺乳期的营养补充
◆保持愉悦心情，睡眠充足，促进乳汁分泌
◆坚持哺乳，适度运动，逐步恢复至适宜体重
◆忌烟酒，避免浓茶和咖啡

曾老师说

　　不同年龄阶段、不同人群，身体需要的营养重点有所不同，但有 10 个大原则是一般人群都应该记住的，适用于各个阶段和各类人群，可以根据不同要求，适当变化或增减。

◎食物多样，谷类为主，粗细搭配　　◎食不过量，天天运动，保持健康体重
◎多吃蔬菜水果和薯类　　　　　　　◎三餐分配要合理，零食摄入要适当
◎每日吃奶类、大豆或其制品　　　　◎每日足量饮水，合理选择饮料
◎常吃适量的鱼、禽、蛋和瘦肉　　　◎如饮酒应限量
◎减少烹调油用量，吃清淡、少盐膳食　◎吃新鲜、卫生的食物

合理烹调，
留住营养不失美味

很奇怪，曾老师在课堂上准备了很多颜色新鲜的蔬菜，还有鱼，连食用油和盐都备齐了。几个学员很是不解。

"怎么样，是不是今天的课看着很馋啊？"曾老师笑着问大家。

"该不是给我们准备几道大餐吧？"学员 A 咽了咽口水。

备菜、起火、倒油，5 分钟不到的工夫，曾老师真的做好了一盘菜。

"哇！厉害，但……怎么是糊的？"学员 B 皱了皱眉，显然没了食欲。

"哦，我知道了。曾老师是要给我们讲解烹调与营养的有关知识吧？"学员 A 顿时反应过来。

曾老师笑着点了点头，开始讲课。

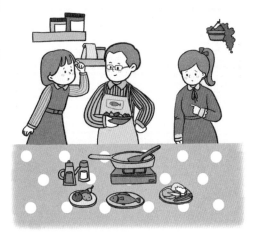

合理烹调更健康

烹调不是陌生概念。简单来说，烹，指的是做菜、做饭；调，指的是调和滋味、调配原料。单就烹调而言，主要有杀菌、满足人体营养需要、促使营养成分消化、丰富颜色和味觉的作用。但也正是由于过度追求以上某一个或多个目的而造成烹调方式不合理，最终使营养成分大量流失，甚至让人体摄入更多有害物质，得不偿失。

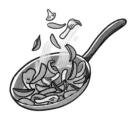

急火快炒可以保留
更多营养素

合理的烹调应在充分掌握营养素的特性前提下，根据其特性采用对应的、合适的烹调方法，并兼顾成品的滋味和营养成分的保留。如此，才能做到留住营养且不失美味，反之也是如此。

保护营养素的烹饪措施

蔬菜

先洗后切，切块不宜太小，切后不浸泡，猛火快炒，不挤汁、尽量不焯水，适当加醋，不用碱性溶液焯水，合理加热，选择合适的烹调方法，尽量带皮食用，烹好尽快食用。

肉类

大火快炒，维生素损失少；适当加醋，钙、蛋白质易吸收；少添加碱性材料；用铁锅烹调；不长时间冲洗、浸泡；荤素搭配。

米、面

适当烹调，减少淘洗次数，面食以蒸、煮为佳，沸水煮饭。

蛋类

少用油煎炸，多用蒸、煮；适当加热，不变焦；不能生吃；不宜用开水冲服。

水产品

以急火快炒、蒸、煮为主；保持干净、卫生，彻底洗净；不长时间清洗和浸泡加工好的水产品。

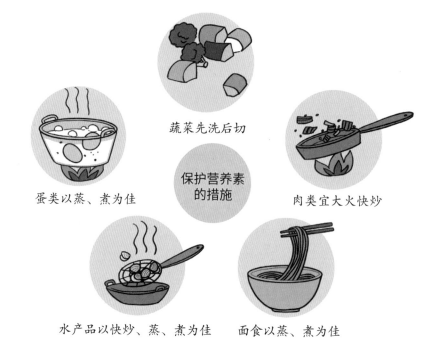

蔬菜先洗后切

保护营养素的措施

蛋类以蒸、煮为佳

肉类宜大火快炒

水产品以快炒、蒸、煮为佳

面食以蒸、煮为佳

我们需要补充膳食营养补充剂吗

课堂上，学员 A 拿着某著名男星的亲笔签名照向其他学员炫耀："他是我的偶像，是健身男神。我现在也在健身，希望能像他一样，锻炼出一身腱子肉。"说完还屈臂晃拳，示意大家关注他的肱二头肌。

随即，好像想起了什么，赶紧问道："曾老师，趁着课间休息，想请教您，我该补充点什么营养保健品，才能强化肌肉训练？"

"哦，那你为什么会有这个想法呢？"曾老师笑着问他。

"我听很多人说，单纯靠自己锻炼，没法让肌肉生长到非常规水平，必须得吃点什么特殊补充剂才能辅助。好像国外很多健美冠军都是这样做的。"学员 A 试探性地问道。

"对啊，曾老师，我是个女生，虽然平时少锻炼，但是非常注重营养。我每日早、午、晚都按时服用各类维生素、番茄红素和铁制剂……"学员 B 也插话进来，但马上被曾老师喊停："大家先停下，身体可不能瞎补，尤其不能胡乱补充各类保健品。"

不建议盲目摄入蛋白粉来提高肌肉量

三类群体可以服用

随着保健品市场的日益火爆，大家听到"保健品"几个字都不陌生了。一些西方国家把各类用于保健的维生素片、钙片等保健品统称为营养补充剂，并且服用历史由来已久。

实际上，除了通过各种专业检查被确诊为某营养素缺乏的人群，以下这三类人群可以适当服用营养补充剂。

第一类：长期偏食或节食，甚至厌食的人，他们身体摄入的营养素很少或几乎不能从食物中摄取。

第二类：特殊阶段营养素需求量大的人群，如青少年、孕妇，他们在身体特殊变化阶段，需要某一类或几类特定且大量的营养素补充。

第三类：消化吸收较差或极弱的老人、胃肠道疾病患者及其他特殊疾病群体。

即便是这三类群体，在服用营养补充剂时，也要遵照专业医生或营养师的指导，不能盲目、私自服用。

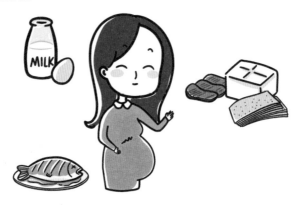

孕妇在均衡膳食的同时，可以适量服用营养补充剂

曾老师说

在选择营养补充剂时，请用心记住以下几点：

营养补充剂不是药品，所以不要盲目轻信"疗效""速效"等字眼。

选择营养补充剂时，必须针对自己的身体所需，避免因服用剂量过高而导致中毒。

购买时要认准蓝色草帽样标志和批准文号，并要在正规渠道选购。

补充剂只是一种营养补充，即使效果明显，也不能过分依赖。要过上健康的生活，我还是建议大家通过合理饮食和运动来进行身体保健。

首先倡导合理饮食

第二章

殊途同归的
中医营养学与现代营养学

正确辨析
中医营养学与现代营养学

在课堂上，A、B 两组学员作为中医营养学和现代营养学的不同分组，正辩论得面红耳赤。

A 组有人发言："中医营养学讲究顺应自然，遵循天地自然属性，有非常好的渊源可以追溯。"B 组有人反驳："中医理论固然很好，但是按其所说，食物营养成分容易流失，调养效果会事倍功半，得不偿失。"

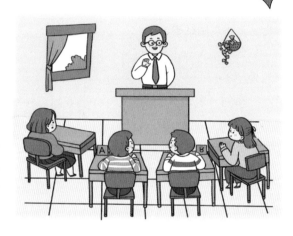

A 组又有人指出："现代营养学固然精确，讲究细致的分量和功能，但又有哪个普通人能做到这么精确呢？保证不了精确，营养作用还能发挥得那么精确吗？"B 组表示不服："其他国家早就用现代技术来解决我们传统中医养生中出现的营养流失问题了。如果我们不能解决这些问题，为什么不能更多地转向现代营养学领域的深耕细作？"

曾老师听着大家的讨论，发言总结："总体来说，中医营养学与现代营养学都注重预防保健。中医营养学主要强调的是治未病，现代营养学则是以一级预防为主，它们的目的、出发点都差不多。我更愿意将两者结合，利用各自优势，更好地服务于人们日常保健。"

讲究平衡的初心一致

中医营养学与现代营养学关系密切，都讲究平衡。其中，中医营养学归于"中医养生"范畴，除了与现代营养学一样讲究膳食的全面性外，还考虑到人与自然的关系。比如人的不同体质与季节养生的关系；在食物选择上，会根据食物的四气五味入药熬制，辨证地应用到身体调节上。

现代营养学更侧重于关注个体的人，不过多讲究人与自然的关系，强调营养要均衡，不至于过剩或缺乏。但这并不妨碍两者的初心一致——讲究平衡。

现代营养学讲究食物的搭配和制作，对食谱的要求比较高，具体分量会精细到多少克，要有多少食物品种来均衡各种营养素的补充。但对一般人群来讲，落地实施方面会带来一些困难。中医营养学可以通过药膳方式调节人体，比如做一碗调补气血的养生汤，可以用红枣、枸杞及桂圆等熬制，可行性较高，老百姓更愿意实践。

其实，在中医营养学基础上发展起来的现代营养学，对于特殊人群，如运动员、孕妇、老年人、特殊疾病患者等具有针对性。对其他一般人群来讲，则务必做到遵医嘱服用，无法自行判断病症和对症处理。在这一点上，懂点中医营养学的人则可以根据出现的症状，如口干、咽喉痛、便秘等进行对症的药膳调理。

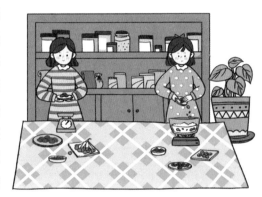

曾老师说

其实，现代营养学和中医营养学中有很多共通的地方，例如为什么说夏天要健脾。因为夏季，人体基础代谢比较旺盛，加上人们在夏天工作时间比较长（白天时间比较长），所以工作量、活动量比较大，消耗多了，自然会摄入相对多的食物，增加消化系统负担。这时就需要增强消化系统的功能。

加上夏季气候炎热，很多人喜欢吃冰凉的食物来解暑，时间长了，就会损伤脾胃功能，容易导致胃寒、脾虚、脾胃痰湿重等问题。这时就需要健脾祛湿。所以夏天说的健脾祛湿，其实是现代营养学和中医营养学两者在实际生活中的应用。

再举一个例子，比如肉类中除了有蛋白质、脂肪，也有 B 族维生素可以促进能量和脂肪的代谢。但如果选择煎炸、烧烤等方式来烹调，热量增加了，促进代谢的 B 族维生素减少了，人体就容易出现口腔溃疡等"上火"症状。其实都是 B 族维生素缺乏的信号。

这样解释，相信大家更容易理解这两者的关系了吧？

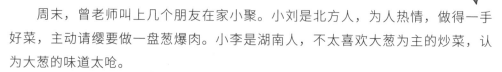

药食同源，
发现食物的养生功效

　　周末，曾老师叫上几个朋友在家小聚。小刘是北方人，为人热情，做得一手好菜，主动请缨要做一盘葱爆肉。小李是湖南人，不太喜欢大葱为主的炒菜，认为大葱的味道太呛。

　　曾老师见两位有点尴尬，便说："北方人吃葱，和气候、饮食习惯等因素有关。所谓药食同源，大葱里面含有一种特殊的挥发油，而挥发油里含有一种叫作葱辣素的物质。这种物质具有非常强的杀菌作用，可以有效预防春夏季节的上呼吸道感染。"

　　"就是，有句话叫'常吃葱，人轻松'，我专门到市场选了最嫩的大葱，又香又有营养。"小刘兴奋起来。

　　"没错，小刘是用心良苦啊。生活中很多食物都有一定的营养功效，慢慢尝试用食物调养身体，远比生病时吃药强得多。"曾老师爱人补充道。听了大家的解释，小李决定好好尝一尝这道葱爆肉。

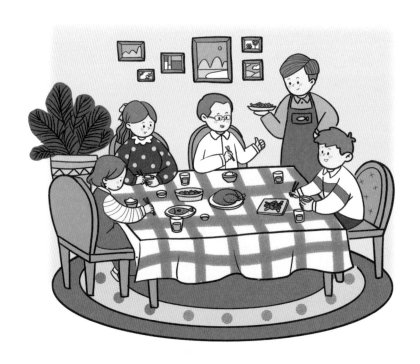

药食同源这样理解

药食同源是我国传统文化中的一个重要概念，它认为日常生活中，人接触到的很多药物与食物的来源是相同的，很多食物自身即为药物，彼此没有明显区分。

总体来讲，药物的范畴更广泛，包括动物、植物和矿物，也包括我们的日常食物。有些食物没有好的口感却可以治病而被当作药物使用。有些食物口感很好或者没有异味而被用作日常饮食，最终被称为食物。

但其中大部分东西，既有治病的作用，同时也能当作饮食之用，即药食两用。因为它们都有一定的治病功效，所以药物和食物的界限不是十分清晰。比如红枣、粳米、玉竹、百合、赤小豆、芡实、桂圆、山楂、乌梅、花椒、小茴香、枸杞子等人们熟悉的日常食物，也可以入药。

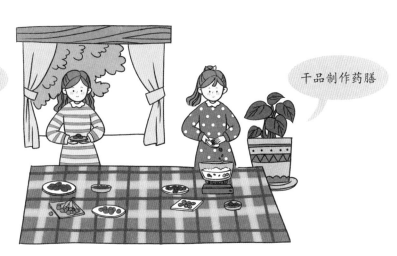

鲜品直接食用

干品制作药膳

食疗是根本

生病吃药是一个很简单的道理。没有生病时，我们主要侧重的是饮食，看重的是食物本身。如果能够合理地调配饮食，坚持一段时间，食疗带给身体的调理益处就可以起到服用药物无法达到的作用。所以，我们要根据身体情况，灵活运用各种食物的功效，找到适合自己和家人的食疗养生方法。

我国医药学古籍《神农本草经》中将山药列为上品，谓其"主伤中，补虚羸，除寒热邪气，补中，益力气，长肌肉，强阴，久服耳目聪明，轻身、不饥、延年"。现代药理学研究也证实，山药含有丰富的碳水化合物（如黏多糖）和矿物质，如钾、钙等，还有维生素等，确实具有增强机体免疫功能及抗衰老的作用。因此，作为药食同源的佳品，山药出现在很多家庭的餐桌上。

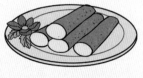

清蒸山药

从保存更多营养素的角度考虑，推荐大家制作这类山药菜肴，如山药炒木耳、山药炒芹菜、山药炒肉片、山药炒腰花、山药炒虾仁、山药炒鸡丁等，还有简单的蒸山药，都可以很好地发挥山药的食疗作用。

小食谱大营养

山药红枣猪骨汤

材料：

新鲜山药 150 克，猪骨 300 克，枸杞子、红枣、盐、葱各适量。

制作：

①红枣去核；山药去皮，切块；猪骨剁块，焯水备用。

②锅中加水，放入猪骨块、山药块、红枣、枸杞子煮至水沸后，转小火再煮约 40 分钟。

③加盐调味。喜欢吃葱的，可以加点葱花。

美味解说：

这道汤品很好地运用了药食同源的理念，活用山药健脾、红枣补血、枸杞子滋补的功效，成为一道健补强身的美味药膳。

绿豆薏米粥

材料：

绿豆、薏米各 80 克，大米 100 克，白糖、水各适量。

制作：

①绿豆、薏米均泡发 1 小时，沥干。

②锅中加水煮沸，加入大米、绿豆、薏米，转小火煮 1 小时。

③加白糖调味即可。

美味解说：

这款粥品在夏日备受欢迎，富含钾、维生素 A、B 族维生素等，灵活运用了绿豆、薏米药食同源的原理，利水消肿、消暑解渴的功效尤为突出。

辨识9种体质，选对养生食材

夏季高温，室外的炎热让人难以忍受。刚一进教室的门，就有学员兴奋地喊道："上曾老师的课堂最舒服，小空调一吹啊，别提多爽了！"

话音未落，一位学员抱怨了一句："算了吧，这几天教室里的空调是吹得爽，但我感冒了，下课后得回家喝碗姜汤祛风寒。感冒真受罪。"

"有没有人喜欢吃火锅啊？喜欢的请举手！"曾老师突然问。"有！"好几个学员举起手来。

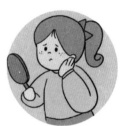

"那吃完火锅，你们脸上容易长痘吗？"曾老师继续问。两个学员举手示意。

"这是体质不同所致。不同的人吃同样一种食物，吹同样的空调，减肥用同样的中药，结果有人没事，有人却长痘了、感冒了、身体发虚了。"

认识体质

《辞海》中其实并无"体质"一词，但对"体""质"分别解释为："体"，指身体，"质"为性质、本质。所谓体质，就是机体因为脏腑、经络、气血、阴阳等的盛衰偏颇而形成的素质特征。

体质是指人体禀赋于先天，受后天多种因素影响，在其生长发育和衰老过程中所形成的形态上和心理、生理功能上相对稳定的特征。这种特征往往决定着机体对某些致病因素的易感性和病变过程的倾向性。

影响体质的因素很多，如遗传、环境、营养、教育、体育锻炼、卫生保健、生活方式等。

北京中医药大学的王琦教授是体质学研究领域的代表性人物。早在20世纪70年代，王琦教授率领他的体质课题组开始相关研究，并总结出中医体质九分法。

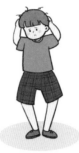

阴虚型体质

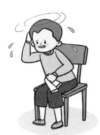

气虚型体质

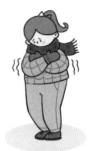

阳虚型体质

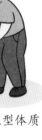

痰湿型体质

9 种体质中，
你属于哪种

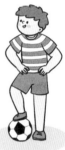

平和型体质

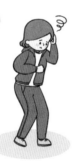

湿热型体质

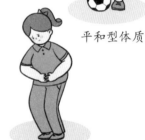

特禀型体质

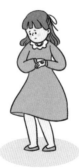

瘀血型体质

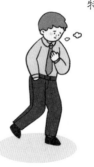

气郁型体质

平和型体质

表现为精力充沛、开朗乐观，是身体最和谐的一种体质。

饮食上，多吃五谷杂粮、蔬菜、水果，少吃油腻及辛辣之物，不吸烟、不喝酒。

生活上，保证充足睡眠，作息规律，不熬夜，多运动锻炼。

阳虚型体质

表现为身体白胖，肌肉虚软，喜热怕冷，四肢冰冷，尿频便稀。

饮食上，多吃牛肉、羊肉、鸡肉、鳝鱼、韭菜、生姜、花椒、胡椒等性温味甘、益气助阳之品。

生活上，不滥用药物，不熬夜，应舒展心胸，激发活力。多晒太阳，多泡热水澡。

阴虚型体质

表现为身体消瘦，面颊潮红，口舌干燥，尿黄便秘，心烦少眠等。

饮食上，多食鸭肉、鱼类、桑葚、蜂蜜、豆腐、甘蔗、荸荠、百合等性凉味甘、清淡滋润之品。

生活上，保持心情宁静，不熬夜，少吃辛辣、重口味、油炸的食物。

气虚型体质

表现为倦怠乏力，精神不佳，头昏耳鸣，出汗多，容易气喘。

饮食上，多食益气健脾的食物，如黄豆、白扁豆、红枣、小米、山药、土豆、胡萝卜、牛肉、鸡肉等。

生活上，避免过度劳累，少做重体力活，多休息，同时树立自信心，保持乐观心态。

痰湿型体质

表现为身体虚胖，肌肉松弛，四肢无力、水肿，痰多。

饮食上，多吃健脾祛湿、宣肺化痰的食物，如白萝卜、荸荠、紫菜、枇杷、白果、西瓜、芡实、茯苓、薏米等。

生活上，不吃油腻、味重、辛辣的食物，多运动出汗，经常按摩腹部。

湿热型体质

表现为肢体沉重，头重、头昏沉，舌苔黄腻，尿黄便稀等。

饮食上，可多食用赤小豆、车前草、金钱草、薏米、芹菜、黄瓜、丝瓜、冬瓜、苦瓜等清热祛湿的食物。

生活上，保证居住环境干燥，尽量少喝酒，少吃辛辣、烧烤食物，多补充水分。

瘀血型体质

表现为面色晦滞，口唇色暗，肌肤有斑点、易出血，舌紫暗或有瘀点。

饮食上，多食一些黑豆、黑木耳、海藻、海带、山楂、紫菜、油菜、玫瑰花等活血散结、行气疏肝的食物。

生活上，可以多用山楂煮水喝，多运动锻炼，促进血液循环，适当喝点葡萄酒也可以。

气郁型体质

表现为形体偏瘦，多烦闷不乐，胸胁胀满，经常唉声叹气，或嗳气，乳房胀痛，睡眠差，大便偏干。

饮食上，多吃黄花菜、金针菇、白萝卜、金橘、茉莉花、陈皮、佛手等行气解郁、消食醒神的食物。

生活上，保持心情愉悦，用乐观的生活态度面对难题，多和家人朋友倾诉，多休息。

特禀型体质

表现为容易过敏，起风疹，容易腹泻、打喷嚏、流泪。

饮食上，以清淡均衡为主，可以适量选用黄芪、党参、人参等药材补气，吃高蛋白、富含维生素C的食物来增强抵抗力。

生活上，注意避免某些可能引起过敏反应的食物、药物、花粉等，自己做好记录表。

食养也有时，跟随四季学调理

"老公，这大冬天的，吃点什么能补补身体呢？"曾老师的爱人问。

"来个焖羊肉吧，滋补又美容。"曾老师提议。

"还能美容？该不会是你自己想吃羊肉了吧？"爱人打趣道。

"羊肉中富含维生素 B_1、维生素 B_2 及蛋白质，具有美容养颜的功效，还能够起到温补气血、红润气色、延缓衰老的作用。如果适当加入一些当归，促进血液循环的效果会更好。"曾老师一口气说出了羊肉的营养价值。

"但是羊肉的味道有些腥膻啊，怎么办？"爱人皱起了眉头。

"羊膻味是一种挥发性的脂肪酸所散发出来的，主要存在于羊尾、皮下、肌肉间隙的脂肪及羊皮脂腺分泌物中。如果你确实不喜欢这种气味，吃的时候可以加些孜然粉来掩盖它。" 说罢，曾老师便起身下楼买羊肉，想着为爱人下厨，好好做一顿菜。

四季养生指南

★春季★

春季，人体新陈代谢旺盛，可有针对性地选择一些柔肝养肝、疏肝理气的药材和食物。

★夏季★

夏季，心火旺盛，容易心烦、口干，可以多吃滋阴食物，多吃咸味补心，不可多吃冷食。

★秋季★

秋季气候干燥，应多吃酸味蔬果，少吃葱、姜等辛辣之物，多补水。

★冬季★

冬季天气寒冷，应多吃热量较高的食物，多吃温补阳气的食物，少吃冷食，睡前用温水泡脚。

四季食材搭配推荐

春季食材搭配

蔬菜： 柳芽、香椿、荠菜、韭菜、葱、蒜、春笋

水果： 苹果、香蕉、草莓、樱桃、柑橘、荔枝

海鲜、鱼类： 带鱼、海蜇、鲫鱼

禽肉类： 牛肉、鸡肉、猪肉

主食杂粮： 小麦、玉米、薏米、山药

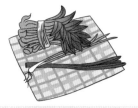

夏季食材搭配

蔬菜： 苦瓜、黄瓜、芹菜、冬瓜

水果： 西瓜、杨梅、葡萄、鲜枣、桃、甜瓜

海鲜、鱼类： 青鱼、鲫鱼、鲢鱼

禽肉类： 鸭肉、动物肝脏、牛肉、猪瘦肉

主食杂粮： 小米、绿豆、赤小豆

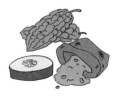

秋季食材搭配

蔬菜： 百合、银耳、菠菜、莲藕

水果： 甘蔗、鲜山楂、柠檬、梨

海鲜、河鲜： 鲍鱼、鳝鱼、鳖、螃蟹

禽肉蛋类： 猪肺、猪腰、鸭肉、鸡蛋

主食杂粮： 大米、大麦、小麦、小米、高粱、糯米

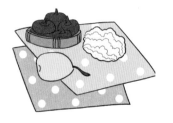

冬季食材搭配

蔬菜： 大白菜、白萝卜、黄豆芽、绿豆芽、油菜、生姜

水果： 木瓜、柿子、桂圆、冬枣、山楂

海鲜、鱼类： 虾、干贝、牡蛎、鲳鱼

禽肉类： 动物肝脏、动物血、鹌鹑、羊肉、牛肉、鸡肉

主食杂粮： 糯米、燕麦、红薯

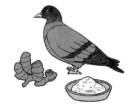

第三章

女性这样做，
吃出窈窕身材好气色

别再羡慕腿细，腿粗未必是坏事

"曾老师，我最近很心烦。你看我这粗腿，到了夏天都不敢穿裙子出去呢！"一位女学员拍了一下自己的小腿说道。

曾老师也跟着拍了一下自己的腿，说："谁说腿粗不好啊？我就喜欢腿粗的。"

"哎，为什么呀？人们不是都喜欢腿瘦瘦的吗？"

"因为腿粗的女生更聪明啊！有相关研究表明，大腿上的肉储存了很多DHA，可以刺激大脑运转，提高工作效率。所以按理来说，腿粗的女孩，肉多，会更聪明。不要为了腿粗而自卑，这可是智慧的象征呢。"曾老师笑着说。

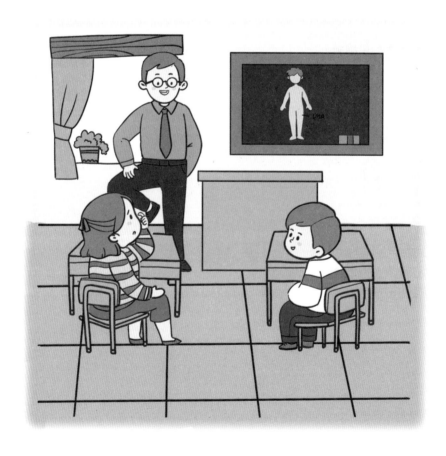

健康解读

很多女生为自己的腿粗发愁，认为这很不健康，也不美观，毕竟腿上一堆脂肪，总给人累赘的感觉。实际上，关于女生腿粗的问题，的确有专家做过相关研究。美国匹兹堡大学的专家指出，女性大腿、臀部的脂肪多，实际上是高智商的一种表现。

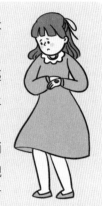

为什么这么说呢？人体有大约 50% 的血液和神经在两条腿上，很多能量代谢也要依靠两条腿。可以理解为，把两条腿锻炼得粗壮，对身体健康很有好处，代谢能力也可以适当提高。

研究发现，女性大腿、臀部的脂肪堆积后，虽然形成表面上并不美观的橘皮样组织，但正是这些脂肪细胞，提供了人体所需的大量脂肪酸；而脂肪酸的作用就是刺激大脑运转，进而提高学习和工作效率。

曾老师说

大腿细，直接说明人的肌肉总量不够，这可能对全身健康都有影响。从营养学的角度来说，脂肪过多，的确不利于健康；但适度的脂肪含量，反而会增加女性的成熟美，也是雌性激素分泌正常的一种表现。

事实证明，有适量脂肪的女性更容易受孕和生出健康的宝宝，这也是身体自我调节功能的自然体现。如果女性比其自身年龄、身高所对应的体重多出 5 ～ 10 千克，都属于正常范围，不必为此感到担忧。

想要锻炼大腿肌肉的女生，可以参考以下 3 种动作方式。

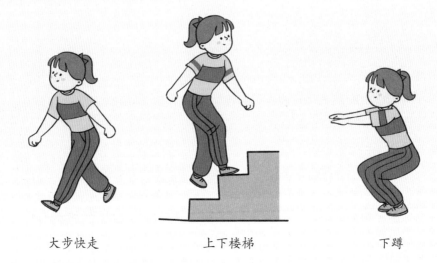

大步快走　　　　　　上下楼梯　　　　　　　下蹲

小食谱大营养

清炒菠菜

材料：
菠菜 300 克，蒜末、橄榄油各适量，盐适量。

制作：
①菠菜洗净，沥干水分。
②炒锅加橄榄油烧热，放入蒜末爆香，加入菠菜急火快炒数分钟。
③加盐调味，即可出锅。

美味解说：

菠菜含有丰富的钾和膳食纤维，不仅可以辅助消除腿部水肿，还能预防肌肤干燥。此外，菠菜还能促进血液循环，利于腿部多余脂肪燃烧。

酱香茭白

材料：
茭白 200 克，酱油、料酒、水淀粉、葱花、盐各适量。

制作：
①茭白去皮，切大块；酱油、料酒、水淀粉、盐拌匀成酱汁。
②热油锅，加入茭白煎至两面金黄。
③加入酱汁翻炒均匀，撒上葱花即可。

美味解说：

此款菜品酱香浓郁，富含膳食纤维、钾、维生素 B_2、维生素 E 等，利于消除大腿水肿，排出体内毒素，起到健美大腿、保持苗条身材的作用。

天天搽粉防晒，
还不如喝这碗美白汤

夏天的阳光很猛烈，紫外线强，一不小心就被晒黑、晒伤。前不久，曾老师爱人和朋友出门，即使脸、胳膊、大腿全涂上防晒霜，而且帽子和口罩都"武装"上了，还是被晒得够呛。

"作为营养学专家的我，实在是大意了，这真是我的失职。"曾老师有点愧疚于没有提前给爱人做好防晒功课。为了让爱人和更多女性朋友夏季都能安全出行，曾老师给大家强烈推荐了一碗美白汤。它比敷面膜、涂晒后修复霜都管用，哪怕已经晒黑，只要每日都喝上一碗这个汤，皮肤不久就又会白回来的。

这碗美白汤就是南瓜蘑菇汤，至于其中的营养原理，听曾老师慢慢道来。

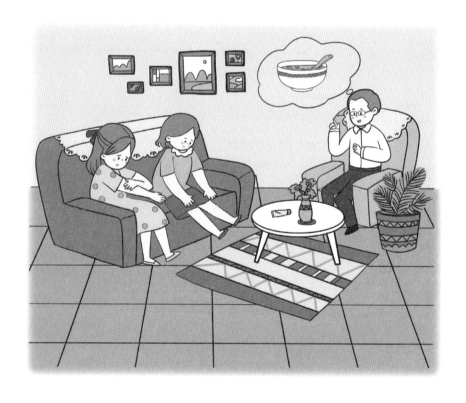

想要拥有一身白皙的肌肤，不仅日常要做好"硬核"防晒工作，平时保持低糖饮食也非常关键。这是因为多余的葡萄糖可以与皮肤中的胶原蛋白和弹力蛋白相结合，导致蛋白质变性。这个反应过程称为糖化反应。

经过糖化反应后，我们皮肤内胶原蛋白和弹力蛋白的活性锐减，则容易导致皱纹过早形成，皮肤随之松弛老化。老化的皮肤，抗氧能力开始下降，很容易受到紫外线侵袭，造成皮肤发黑或晒伤。这也是我给大家推荐这款汤的原因，它能从内到外地解决女性朋友的防晒、美白问题。

曾老师说

南瓜是一种常见蔬菜，营养丰富。南瓜中富含维生素 C 和维生素 E，这两种物质具有很强的抗氧化能力，能够清除体内自由基，防止黑色素沉着，起到美白嫩肤的功效。

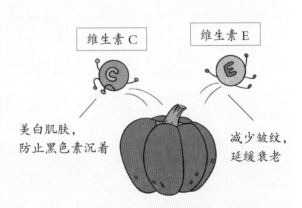

维生素 C

维生素 E

美白肌肤，
防止黑色素沉着

减少皱纹，
延缓衰老

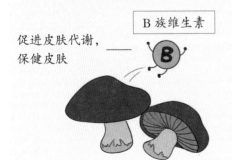

B 族维生素

促进皮肤代谢，
保健皮肤

蘑菇对皮肤的最大作用就是它的抗氧化性，也能提高身体的免疫力，对敏感肌肤者抵御外界刺激有很好的作用。蘑菇中含有丰富的 B 族维生素，有助于促进皮肤代谢，保持皮肤润泽、光滑。

温馨贴士

南瓜皮中的胡萝卜素和维生素含量很高，所以最好连皮一起食用。如果皮比较硬，可以用刀将硬的部分切掉。

南瓜中的淀粉含量较高，进食后注意要减少主食摄入量，以避免摄入过多热量导致肥胖。注意，如食用过多，还容易导致腹部胀气或加重腹胀症状。

如果经常把南瓜当成主食来吃，会导致南瓜中的 β 胡萝卜素沉积在人体皮肤角质层中，出现皮肤变黄的现象，即前额、鼻子、眼睛四周、手掌、脚掌等部位的皮肤呈现柠檬黄色。因此，要注意控制食用量。

如果平时对南瓜过敏的话，食用南瓜可能引起皮肤红肿、经常性腹泻、消化不良、头痛、哮喘等过敏症状，此类人群要避免食用南瓜。

小·食谱大营养

南瓜蘑菇汤

材料：

南瓜 200 克，蘑菇 150 克，肉桂 5 克，水、盐、胡椒粉、橄榄油各适量。

制作：

①南瓜去皮切小块，蘑菇洗净后切片。

②炒锅放入橄榄油烧热，蘑菇片与南瓜块一起放入油锅中，中火翻炒至变软。

③加入肉桂，用小火翻炒 1~2 分钟。

④加入适量水，大火烧开，加盐、胡椒粉调味即可。

美味解说：

这款汤品中的南瓜膳食纤维丰富，饱腹感强，搭配低糖的蘑菇，可以替代半碗白米饭，控糖效果极佳。

南瓜香菇鸡丝粥

材料：

南瓜、大米各 100 克，水发香菇 50 克，鸡胸肉 150 克，盐、水各适量。

制作：

①南瓜去皮，切块；香菇洗净，切片；鸡胸肉洗净，切丝。

②锅中加水煮沸，加入淘洗干净的大米再次煮沸。

③加入鸡胸肉丝、南瓜块、香菇片煮 30 分钟，加入适量盐调味即可。

美味解说：

此款粥品的抗氧化成分尤其丰富，能起到美白、抗衰、护肤的作用，加上鸡胸肉提供的蛋白质，润泽肌肤的作用更加显著。

选对蔬果，
脸上恼人的斑点去得快

"哎，脸上那么多斑点，看着心累，不知道该怎么办。"课堂上一位女学员在抱怨。

"那你要赶紧反省一下，你是不是经常吃芹菜、土豆、菠菜、香菜等蔬菜？这些蔬菜都属于高感光食物。如果吃完这些蔬菜去晒太阳，皮肤容易产生过多黑色素，自然形成色素沉着。这些食物，适宜在晚上吃哟！"曾老师微笑着回答。

"那我平时吃什么才可以减少黑色素的产生呢？"

"你可以多吃一些维生素C含量丰富的，如猕猴桃、山楂、鲜枣、橘子、柚子、橙子，还有西红柿、白菜、菜花等蔬果。坚持一段时间，你的皮肤就会变得透亮、有光泽。"曾老师信心满满的样子。

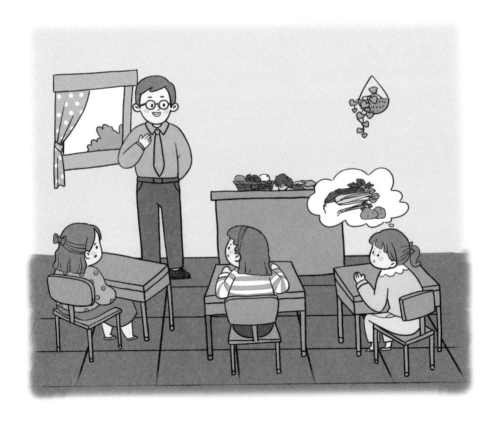

健康解读

　　人体表皮的色素大约由 74% 的真黑素和 26% 的褐黑素组成，其中，真黑素起着强光的防护作用。人体裸露的皮肤很容易受到紫外线伤害，因此，黑色素就代替毛发抵御这些过多紫外线的侵袭。

　　虽然黑色素对皮肤有着重要的保护作用，但如果皮肤上，尤其是面部黑色素沉着严重且分布不均，形成一块块的色斑，可能会影响美观。每个爱美的女孩都希望自己的皮肤光洁亮白，长期考虑，通过食物进行美白、祛斑才是根本解决之道。

曾老师说

　　猕猴桃有"水果之王"的美称，平均每 100 克猕猴桃的维生素 C 含量高达 62 毫克，加上所含的维生素 E，不仅能让肌肤保持美白、亮丽，还具有抗氧化作用，并在消除雀斑和暗疮的同时，增强皮肤的抗衰能力。

　　西红柿中丰富的酸性汁液可以有效平衡皮肤的 pH 值。除了食用，还可以将西红柿汁涂抹在脸上，有效去除面部死皮。如果加少许蜂蜜和西红柿汁混合调敷面部，坚持一段时间，可以发挥明显的淡斑作用。

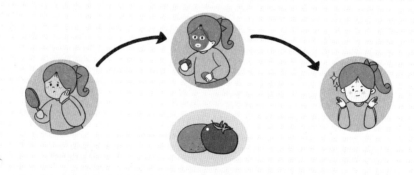

西红柿、猕猴桃富含抗氧化成分，可以有效淡斑

尽管猕猴桃的美白祛斑效果很强，但由于它属性偏寒，脾胃虚寒、经常腹泻、宫寒痛经的人不适宜多吃。不过，牙龈出血、口干咽痛、没有食欲、消化不良的人可以多吃猕猴桃。

食用西红柿要注意，西红柿属于微寒的蔬果，脾胃虚寒的人尽量少吃，也不要空腹吃。青西红柿最好不要吃。一般来说，西红柿颜色越红，番茄红素含量越高，未成熟和半成熟的青色西红柿的番茄红素含量相对较低。

同时，食用西红柿需要注意，番茄红素在日光的长期照射下容易分解。所以，西红柿买回家后最好放在冰箱中低温、避光保存，尽快烹调食用。

小食谱大营养

西红柿炒菜花

材料：
菜花、西红柿各 150 克，葱、蒜、盐、白糖、水淀粉、橄榄油各适量。

制作：
①将所有食材清洗干净。菜花掰成小块，西红柿切成块，葱、蒜剁碎。
②菜花焯水，捞出过凉水，控水。
③油锅加热，放入蒜末，倒入西红柿块煮 5 分钟，放入菜花块翻炒，加少量水，再煮 5 分钟。
④加盐、白糖调味，用水淀粉勾芡即可。

美味解说：
菜花与西红柿的维生素 C、番茄红素含量很丰富，营养价值高，有很好的美肤效果。而且菜花的膳食纤维丰富，饱腹感强，减肥者很适合食用。

柳橙柚子柠檬汁

材料：
柳橙、柚子各 100 克，柠檬半个，蜂蜜、白开水各适量。

制作：
①柳橙、柚子去皮，切小块。
②柳橙块、柚子块、白开水放入果汁机中搅匀，挤入柠檬汁。
③加入蜂蜜拌匀，即可饮用。

美味解说：
此款饮品酸甜可口，富含维生素 C、B 族维生素、有机酸、膳食纤维等，抗氧化效果不错，利于美白肌肤、抗衰老、润肤淡斑。

学会这样吃，
皮肤水水润润弹性足

曾老师爱人下班刚一进屋，就开始抱怨："我现在的皮肤特别干燥。你看，好像皱纹也多了。"

"嗯，秋天就是这样的季节，皮肤容易干燥，而且人也容易心神不安宁，一定要注意保养。"曾老师安慰道。

"那秋天该如何保养皮肤呢？哪些食物最补水？你得好好讲清楚啊。"曾老师爱人满脸的求知欲。

"秋季可以适当多吃雪梨、柑橘、苹果、柚子、哈密瓜、柳橙、胡萝卜、西红柿、南瓜、芹菜、牛奶、蜂蜜等，能让你的皮肤在整个秋天都水水嫩嫩的。如果将这些食物合理搭配，还可以起到更多作用，比如抗衰老、抗氧化、增强抵抗力、生津止渴、润肺化痰等。"曾老师连忙支招。

这些蔬果都不是特别难买到的品种，曾老师爱人一听，满意地点点头。

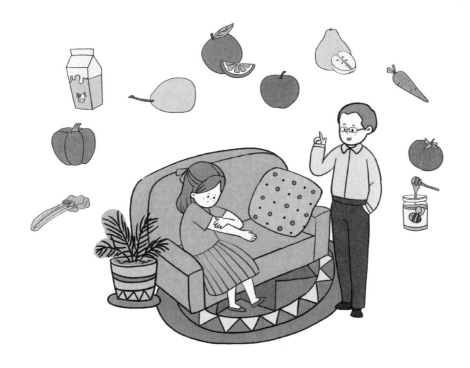

到了秋天，虽然天气渐渐转凉，肌肤不用继续受紫外线的伤害，但其他皮肤问题却渐渐显露出来。秋季气候干燥，很容易出现口干咽干、皮肤干燥、皱纹增多等问题。如何才能继续保持皮肤水嫩且富有弹性？

秋天空气湿度小，风力大，人在这样的气候环境中容易皮肤干燥，除了给身体补充充足的水分，还应当多吃一些养阴润燥、养心安神的食物，多吃富含水分、维生素 C、B 族维生素、维生素 A 及矿物质的新鲜蔬果，多喝水，保持膳食均衡。

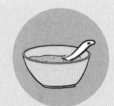

秋季宜多补充汤水

白天喝点淡盐水，晚上喝点蜂蜜水，平时适当多吃新鲜蔬果，是秋季养生、延缓衰老的饮食良方，同时可以有效防止秋燥引起的便秘。以下这 3 类滋养润肤功效优良的食品，在秋天也可以多吃。

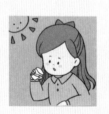
淡盐水

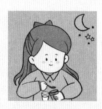
蜂蜜水

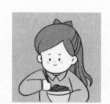
新鲜蔬果

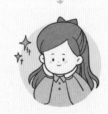

海带：所含的海藻胶及粗纤维对皮肤有很好的滋养作用，可防止皮肤分泌过多油脂。

海蜇皮：含有人体需要的多种营养成分，如蛋白质、维生素及钙、镁、铁、钾等，有清热解毒、养阴润肤之效。

温馨贴士

我国民间有句俗语，叫"秋瓜坏肚"。美味的瓜类多属性大寒，如冬瓜、苦瓜等吃多了会损伤脾胃，所以要适可而止。一些果类平时可以多吃，比如秋梨、鲜枣，富含维生素 C、B 族维生素、维生素 A 及钙、镁、磷等矿物质，且水分丰富，有滋阴润肺的作用，最适宜在秋天食用。

小·食谱大营养

芦荟红茶

材料：
芦荟 1 段，菊花适量，红茶包 1 个，蜂蜜10 毫升。

制作：
①芦荟去皮后取内层白肉。
②将芦荟和菊花放在水中用小火慢煮。
③水沸后，加入红茶包调匀，待温后加入蜂蜜拌匀，即可饮用。

美味解说：

本品中的芦荟可以提高细胞活力，加速脂肪代谢，增加肌肤光泽，延缓皮肤衰老。蜂蜜抗氧化成分丰富，也有很好的润肤作用，可以加强整体养颜效果。

橙香胡萝卜汁

材料：
柳橙 1 个，胡萝卜 100 克，蜂蜜、凉白开水各适量。

制作：
①柳橙、胡萝卜均去皮，切块。
②柳橙块、胡萝卜块和凉白开水放入果汁机中搅匀，倒入杯中。
③加入蜂蜜拌匀，即可饮用。

美味解说：

此款饮品滋补效果很好，富含抗氧化功效强大的胡萝卜素和维生素 C，可以美白润肤、延缓皮肤衰老。爱美的女生都适合在秋季来一杯。

皮肤粗糙皱纹多，
这5种维生素没补对

"哎，满脸斑，满脸皱纹，嘴唇干裂，谁来救救我啊？"到单位没多久，同事小刘对着镜子抱怨道。

"小刘啊，其实要想皮肤好，有5种维生素是不能少的。第一种是维生素A，它可以保护表皮，让皮肤有光泽度；第二种是维生素C，如果皮肤松弛下垂，需要增加胶原蛋白，此时补充维生素C，可以促进胶原蛋白合成；第三种是维生素E，它可以减缓皮肤细胞老化；第四种是维生素B_2，它可以预防或缓解嘴唇干裂，提高嘴唇的光泽度；第五种是叶酸，如果嘴角或眼角有细纹，这是皮肤细胞更新慢的信号，此时可以补充叶酸。"看到小刘如此烦恼，曾老师给她好好分析了对策。

健康解读

白皙水嫩的皮肤是爱美女性永恒的追求。我们知道，25岁之前，肌肤具有"可逆性"，即使有黑色素沉着，也可以慢慢白回来；而过了25岁，想要继续保持白嫩的皮肤，就要下一番狠功夫了。除了使用适合自己的护肤品进行保养，适当摄入一些具有美白亮颜功效的食物，也可以保持皮肤水嫩光滑。

曾老师说

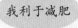
我利于减肥

西蓝花

西蓝花富含维生素C，能够美白皮肤，预防癌症；还富含维生素A及多种矿物质，可以保护皮肤黏膜的正常功能。此外，西蓝花富含膳食纤维，具有热量低、易消化的特点，很适合减肥人群食用。

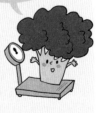

我可以美白肌肤

柠檬

柠檬含有丰富的维生素 C，能够促进新陈代谢，延缓衰老，美白淡斑，收缩毛孔，软化角质层，令肌肤有光泽。

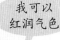

我可以红润气色

红枣

红枣能健脾益气、补益气血，使面色红润、皮肤润泽。同时，红枣中富含磷、钙、铁等矿物质，能促进皮肤细胞代谢，促进血红蛋白合成，起到很好的补血作用。

我可以保护好皮肤

坚果

坚果中维生素 E 的含量非常丰富，可以减少或防止皮肤中脂褐质的产生和沉积。除此之外，坚果中富含的不饱和脂肪酸，能够由内而外地保护皮肤，让肌肤更显年轻态。

温馨贴士

富含这5种维生素的食物推荐

维生素 A	猪肝、羊肝、鸡肝、荠菜、菠菜、卷心菜、茄子、南瓜、胡萝卜、柑、苹果、杏、樱桃、香蕉
维生素 C	柠檬、酸枣、猕猴桃、橘子、葡萄、菜花、白萝卜、苋菜、西蓝花、彩椒

维生素 E	牛奶、黄豆、小麦胚芽、蛋黄、玉米、黑芝麻、花生、松子仁、卷心菜、木瓜	
维生素 B$_2$	动物肝脏、海带、鳝鱼、全麦面包、香蕉、四季豆、牛奶、蛋黄、豆类、花生	
叶酸	菠菜、西红柿、胡萝卜、橘子、草莓、樱桃、香蕉、柠檬、核桃、腰果、栗子、杏仁	

小食谱大营养

芝麻核桃粥

材料：

芝麻 50 克，核桃仁 80 克，糯米 100 克，盐、水各适量。

制作：

①芝麻、核桃仁捣碎。

②与糯米一同入锅，加适量水，开火熬煮成粥。

③加盐调味即可。

美味解说：

芝麻和核桃仁都富含利于人体肌肤的不饱和脂肪酸及维生素 E、B 族维生素，可以给肌肤对抗衰老的强大助力，减少皱纹，呈现肌肤年轻态。

彩椒炒猪肝

材料：

猪肝 200 克，彩椒 80 克，橄榄油、黑胡椒粉、盐各适量。

制作：

①猪肝冲洗干净，切片；彩椒洗净，切块。

②热油锅，加入猪肝片、彩椒块炒匀。

③炒至猪肝片熟透，加盐调味，撒上黑胡椒粉即可。

美味解说：

此款菜品中的维生素 C、维生素 A、B 族维生素、维生素 E 十分丰富，是日常生活中人们最喜爱的营养搭配之一，补血养肝、红润肌肤的功效值得期待。

多吃猪蹄，
胶原蛋白没补上反增胖

"咦，小美，怎么最近看你午餐老吃猪蹄，小心吃成个大胖子啊！"曾老师看着新来的同事打趣道。

"我最近不是老加班吗？身体都熬干了。我老公心疼我，让我吃一段时间红烧猪蹄，说猪蹄是补充胶原蛋白最好的食物了。"小美一脸认真地回答道。

"当然不是。吃猪蹄、猪皮补充胶原蛋白，这是天大的误区啊！"曾老师瞪大了眼睛，继续说道："虽然猪蹄、猪皮含有丰富的胶原蛋白，但它们是大分子，很难被人体吸收；即使被吸收了，也不一定能合成胶原蛋白。关键是它们的脂肪含量很高，最终胶原蛋白没有补到，反而可能让人长胖呢。"

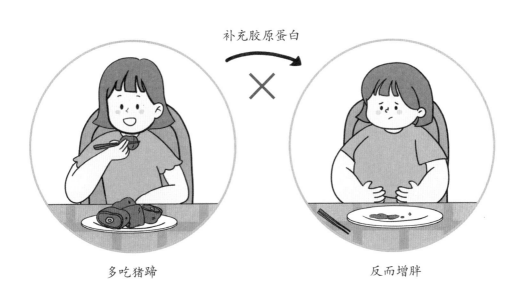

补充胶原蛋白

多吃猪蹄　　　　　　　　　　　　反而增胖

无独有偶，也有很多人问过曾老师可不可以吃桃胶补充胶原蛋白。实际上，看外形，桃胶像是含有胶原蛋白，实际上它只是桃树树皮分泌的一种胶状物质，主要成分是多糖。胶原蛋白是蛋白质的一种。可见，一种是多糖，一种是蛋白质，很明显不能补充人体的胶原蛋白。

要让身体顺利合成胶原蛋白，需要 2 种关键的原材料，一种是蛋白质，另一种是维生素 C。只要饮食当中保证有优质蛋白质和维生素 C，我们的身体就可以合成胶原蛋白。甜椒炒牛肉、西红柿菜花炒肉丝、大白菜鸡蛋汤都是补充胶原蛋白很好的膳食组合。

曾老师说

常见蔬菜中，维生素 C 含量排名第一的是菜椒，摄入 100 克就能满足人体一日的维生素 C 需求。平时蔬菜摄入量比较大的，建议每日吃 300 ～ 500 克蔬菜。

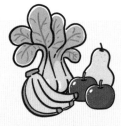

平时多吃新鲜蔬果
补充维生素 C

富含蛋白质的食物

第一类	蛋类如鸡蛋、鸭蛋、鹌鹑蛋，蛋类蛋白质的平均含量在 12% 左右
第二类	植物性食物中的豆类，如大豆、绿豆、红豆，豆类蛋白质的平均含量在 30% 左右
第三类	经常吃到的各种肉类，如鹌鹑肉、鸡肉、鸭肉、牛肉、羊肉、猪肉，动物性食物中蛋白质的平均含量在 20% 左右

温馨贴士

经常出门都要化妆的女生；经常进行节食减肥，并且已经出现肥胖纹和减脂纹的女生；经常熬夜加班或熬到半夜才有时间做家务的女生；经常待在空调房内的女生。

以上这4类女生，可能分别存在皮肤过早衰老、皮肤松弛、身体内分泌失调和皮肤缺水的问题及隐患，需要注意补充胶原蛋白。按下面推荐的食谱来补充，效果很不错。

小·食谱大营养

鲜奶橙香银耳羹

材料：
鲜奶 240 毫升，玉米粒 50 克，银耳半朵，橙肉 100 克，冰糖、水各适量。

制作：
①银耳泡发 2 小时，撕成小朵，备用。
②锅中倒入适量水，加入银耳、玉米粒煮 20 分钟。
③加入冰糖搅拌溶化，倒入鲜奶拌匀，加入切块的橙肉即可。

美味解说：

银耳含有的黏多糖可以滋润皮肤，防止皱纹产生；玉米粒和橙肉的维生素 C 丰富，与鲜奶中的优质蛋白一起，有利于人体更好地合成胶原蛋白。

丝瓜豆腐干贝汤

材料：
丝瓜、豆腐各 100 克，干贝 50 克，黑胡椒粉、盐、水各适量。

制作：
①干贝泡发 2 小时后撕碎；丝瓜去皮，切块；豆腐切丁。
②锅中加水煮沸，加入干贝、丝瓜块煮 20 分钟。
③加入豆腐丁，加盐调味，撒上黑胡椒粉即可。

美味解说：

此款汤品富含爱美女生都喜欢的维生素 C、钾、钙、蛋白质、膳食纤维等，有滋养肌肤、滋阴养颜、美白的功效，还利于消化吸收。

一吃主食胖三斤？
那是你没吃对

时下有很多减肥节食理念爆红网络，其中一条就是不吃主食，饮食以蔬菜为主。眼看同事小美放弃了通过吃猪蹄补充胶原蛋白的荒唐想法，现在又开始通过节食进行减肥了。

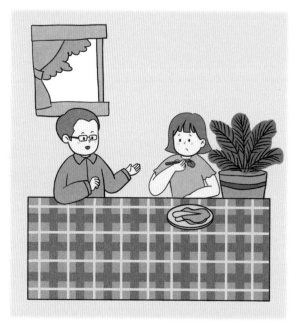

"小美啊，你整天吃的都是青菜，身体没有足够的热量来供给生理活动所需的能量，很危险啊！"曾老师劝道。

"我一吃主食就胖，所以大多吃青菜。而且我吃的菜不少呢，还很丰富，能吃得很饱。"

"你看你这几天因为只吃蔬菜，整个人气色都不好了。蔬菜主要是植物的茎和叶，虽然富含膳食纤维和维生素，但蛋白质、脂肪、碳水化合物的含量不太够。这怎么保证营养均衡啊？"曾老师有点心疼的语气。

"有那么严重吗？那有啥吃不胖的主食可以推荐给我吗？"小美拿出纸和笔，着急地问。

见小美这么认真，曾老师给她提了一些中肯的建议。

健康解读

以下这几种低热量的优质主食，想瘦的女孩可以记下来。

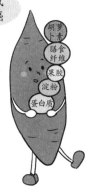

红薯：可以促进胃肠蠕动，预防便秘

红薯中含有丰富的蛋白质、淀粉、果胶、膳食纤维、胡萝卜素等，具有减肥、抗癌等功效，还可以保护肌肤、延缓衰老。

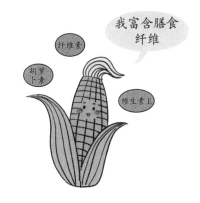

玉米：含有大量膳食纤维，增加饱腹感

玉米中含有的胡萝卜素很丰富，对癌症有很好的预防作用；丰富的植物纤维素能够有效排出致癌物质和有害毒素；而维生素E能有效延缓衰老、降低血清胆固醇水平。

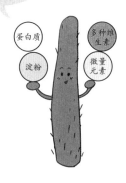

山药：提供黏液蛋白，减少皮下脂肪堆积

山药味道甘甜，含有淀粉、黏液蛋白，以及多种维生素和微量元素，具有益气健脾、滋补强身等作用，还有美白养颜的功效，可以使肤质变得细腻、光滑。

糙米：有效调节体内代谢，提高免疫力

糙米米糠和胚芽中的B族维生素及维生素E含量丰富，能提高人体免疫力，调节代谢，增强血液循环，帮助消除烦躁情绪。此外，还含有钾、镁、锌、铁等元素，有利于预防心脑血管疾病。

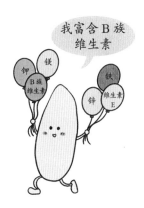

　　山药的吃法有很多种，可以做成主食，也可以做成甜点，还可以做汤。但是从营养角度考虑，蒸山药的营养素保留效果是最好的。需要注意，山药具有一定的收敛作用，对于排便不畅的人来说，少吃为宜。

　　另外，红薯也不能吃太多，否则容易出现反酸、反胃等症状。

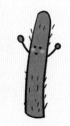

小·食谱大营养

青椒玉米山药饼

材料：
青椒 1 个，玉米粒 50 克，鲜山药 100 克，鸡蛋 2 个，面粉、盐、橄榄油、水各适量。

制作：
①青椒洗净切粒，鲜山药去皮剁碎，鸡蛋打碎搅匀。
②大碗中加入青椒粒、山药、蛋液、玉米粒、盐、面粉，加水拌匀，做成鸡蛋糊。
③锅中加油烧热，倒入鸡蛋糊煎成薄饼，翻面后继续煎至金黄，取出晾凉，切块食用。

美味解说：
青椒、玉米、山药中的膳食纤维、维生素含量比较高，且玉米、山药可作为主食，利于减少碳水化合物的摄入，辅助减肥。

玉米红薯糙米粥

材料：
玉米粒 50 克，红薯、糙米各 100 克，白糖、水各适量。

制作：
①红薯去皮，切块；糙米泡发 2 小时。
②锅中加水煮沸，加入玉米粒、红薯块、糙米共煮 40 分钟。
③加白糖调味。

美味解说：
此款粥品尤其适合便秘、肥胖、高脂血症的人群食用，因富含膳食纤维、B 族维生素及脂肪酸等，可以促进排便，起到排毒纤体的作用。

秋季这样吃，
给皮肤来碗润泽粥

周末，萧瑟的秋风从窗外吹进来，让躺在床上的曾老师爱人突然颤抖了一下。

"老公，我想喝点粥。这几天入秋，早晚明显感觉身体凉了。你摸摸看，我的手都是冰冰的。"曾老师爱人躺着，不愿意起来。

"老婆，看你最近皮肤有点干燥啊，都脱皮了。要注意调养，多补点水。现在是皮肤病的高发季。"曾老师细心地叮嘱道。

听曾老师这么一说，爱人更显得委屈了，说："那可怎么办啊？我的皮肤干燥会不会更严重啊？涂润肤乳，效果也不明显。你快给我想想办法。"

"干脆给你熬一锅山药薏米百合粥吧，让你的皮肤快快润泽起来。"话音刚落，曾老师转身到厨房准备制作药膳。

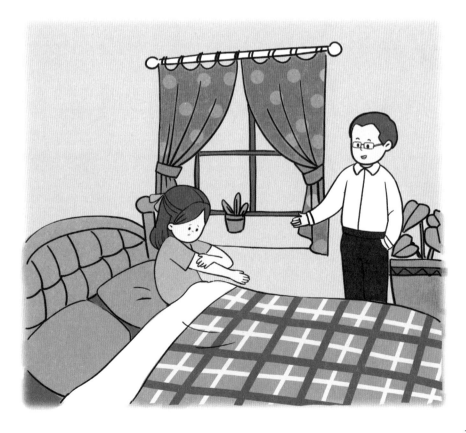

　　秋天是一个多风且干燥的季节，因为雨水变得稀少，并且水分蒸发非常快，所以空气的干燥程度就会上升。不只是肌肤容易干燥，口、眼、耳、鼻也容易出现干涩、瘙痒等情况。想要保持肌肤滋润嫩滑，必须每日进行补水、保湿工作，同时多喝水，补充体内水分，加强代谢。

　　秋季有大量上市的新鲜蔬果，富含人体所需的蛋白质、维生素、矿物质等多种营养物质，具有滋阴养肺、润燥生津的功效。同时，抽空给自己做一些可以滋阴润肤的菜品，也是很不错的养生保健方式。

曾老师说

　　下面给大家推荐一款滋阴养颜的润泽粥——山药薏米百合粥。

山药

　　山药含有大量淀粉及蛋白质、B 族维生素、维生素 C、维生素 E 等。其中重要的营养成分薯蓣皂苷有增强新陈代谢的功效，可以减少皮下脂肪的堆积，让皮肤更加有光泽。

薏米

薏米含有丰富的维生素 E 和维生素 C，经常食用可以保持皮肤光泽，消除痤疮，增加皮肤的弹性，防止色素沉着，美白皮肤，还可以促进机体的新陈代谢。

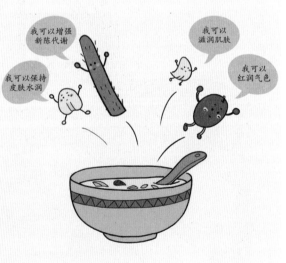

百合

百合含有蛋白质、淀粉及钙、磷、铁等矿物质，能有效改善贫血、肌肤干燥；其中的 B 族维生素利于滋养肌肤、减少皱纹、消除斑点。

红枣

红枣含有丰富的 B 族维生素，可以促进人体血液循环，使皮肤光润，气色较好。生吃红枣，还可以补充维生素 C，有效减少黑色素的产生，使皮肤变得细嫩光滑。

温馨贴士

除了山药薏米百合粥，秋天用于补水、滋润的食谱还有很多，如百合雪梨羹、淡菜冬瓜汤、银耳莲子汤、石斛水鸭汤、凉拌海蜇、蛤蜊蒸排骨、桂花椰汁糕等。

小·食谱大营养

山药薏米百合粥

材料：

鲜山药 100 克，百合 15 克，薏米 30 克，红枣 3 枚，大米 100 克，盐、水各适量。

制作：

①鲜山药去皮，切块。百合、薏米分别浸泡 1 小时。红枣洗净，去核。

②锅中加水煮沸，加入大米煮 20 分钟，加入山药块、百合、薏米、红枣续煮 30 分钟。

③加盐调味，即可出锅。

美味解说：

此款粥品富含维生素、蛋白质和矿物质等，可以起到生津养血、滋阴润燥的作用。坚持食用一段时间，能让你的皮肤在秋冬季节保持水嫩光滑。

百合雪梨羹

材料：

鲜百合 100 克，雪梨 1 个，干莲子 50 克，冰糖、水各适量。

制作：

①鲜百合洗净，掰开成一瓣瓣；雪梨去皮，切小丁；干莲子泡发 2 小时。

②锅中加水煮沸，加入鲜百合、雪梨丁、莲子续煮 40 分钟。

③加冰糖调味即可。

美味解说：

百合中含有淀粉、蛋白质及钙、磷、铁、维生素等营养素，特有的生物碱有很好的营养滋补功效，加上补水效果很好的雪梨，非常适合皮肤干燥的女生食用。

有效预防乳腺癌，
这7种食物不可少

早上刚刚走出小区门口，曾老师就看见保安王师傅背着手在慢慢巡逻。

"王师傅，早啊，辛苦您了。现在整个小区整治得很不错，大家住得安心。"曾老师笑着打招呼。

"您客气了，应该的。对了，您是营养专家，我家里有个亲戚，她现在乳腺增生。我想帮着咨询一下，吃些什么食物对治疗乳腺增生有好处啊？我担心她的病情发展，变成乳腺癌。"王师傅看上去有些焦虑，认真地问道。

"王师傅，您别担心，只要有食疗保健的意识，就是好事。但要尽早做好饮食安排，避免各种癌症因素，同时规律自己的作息，多运动，才能有效预防癌变。"

说完，曾老师给王师傅列出了有效防治乳腺增生及乳腺癌的7种食物。

健康解读

乳腺增生是女性常见良性疾病之一，无论是未婚女性还是已婚妇女，都有可能出现这种病症。另外，在我们的生活中，乳腺癌已经成为威胁女性健康的第二大病症，可谓"潜伏在女性身边的隐患"。

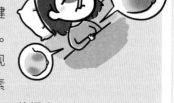

面对乳腺癌占据女性恶性肿瘤首位的这个现实，专家认为，从目前乳腺癌发病的种种诱发因素来看，乳腺癌的发病率将随着经济的发展、生活水平的提高而上升，这在世界先进国家是有迹可寻的，在我国也不例外，目前正是这一种发展趋势。

乳腺癌的病因大致包括：家族史与乳腺癌相关基因、激素影响、电离辐射、不健康的饮食习惯、不健康的生活方式、精神抑郁和过度紧张，以及其他疾病与药物影响。

分类	定义	特点	表现
乳腺增生	指乳腺导管、乳腺小叶、腺泡上皮、纤维组织的单项或多项良性增生	以周期性加重的乳房胀痛和多发性乳房肿块为主要临床特点	月经前，乳房胀痛会加重，肿块也会增大；月经过后，疼痛感减轻或消失，肿块也可能缩小一些。检查乳房时可摸到大小不等、形状各异的小包块，按压时疼痛加重
乳腺癌	乳腺癌常被称为"粉红杀手"，是乳腺上皮细胞在多种致癌因子的作用下发生增殖失控的现象	发病常与遗传因素有关，绝经期前后的妇女发病率较高，通常发生在乳腺上皮组织	早期常表现为乳房肿块、乳头溢液、腋窝淋巴结肿大等，晚期可因癌细胞发生远处转移，出现多器官病变，直接威胁患者生命

曾老师说

多吃以下 7 种食物可以有效防治乳腺癌，建议女性朋友都记下来。

狝猴桃

水果中的珍品，其中维生素 C 含量丰富，可以抗氧化，抑制身体中亚硝酸盐的产生，从而起到良好的防癌、抗癌作用。

柑橘类水果

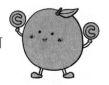

如橘子、柚子、橙子、柠檬等，含有大量维生素 C，可以有效对抗氧自由基，延缓衰老，增强免疫力。

山楂

有活血化瘀、消积化滞、抑制癌细胞生长繁殖的作用，并且维生素 C 含量丰富，可以预防消化道癌症和女性生殖系统癌症。

红枣

能够补脾胃、益气血，其中富含 β -胡萝卜素与维生素 C、B 族维生素等；还有一种三萜类化合物，是抗癌的有效成分。

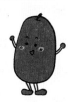

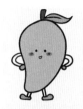

芒果

　　芒果中含有大量多酚，其中富含生物活性成分——丹宁，可以有效抗氧化，预防癌细胞的增殖及分裂，有效预防乳腺癌。

无花果

　　含有的消化酶可以减少脂肪在血管中的沉积，具有增强机体免疫功能、抑制多种癌细胞增殖的作用。

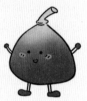

菌类食物

　　含有多种维生素、硒元素、膳食纤维及多种氨基酸，可以增强免疫力，调节内分泌，预防乳腺癌。

·小·食谱大营养

西红柿炖牛肉

材料：

西红柿 2 个，洋葱 80 克，牛肉 200 克，白糖、盐、葱花、橄榄油、水各适量。

制作：

①西红柿、牛肉、洋葱分别洗净切块。

②油锅加热，加入洋葱块炒香，加入牛肉块翻炒。

③加入西红柿块继续炒，加适量水，小火炖煮至牛肉熟透。

④加白糖、盐调味，撒上葱花即可。

美味解说：

西红柿富含叶酸、维生素 C 和番茄红素等抗氧化成分，能有效对抗氧自由基，预防癌症。另外，洋葱含有天然的抗癌物质谷胱甘肽，可以增强抗癌效果。

西红柿菜花

材料：

西红柿 1 个，菜花 200 克，番茄酱、盐、白糖、橄榄油各适量。

制作：

①菜花洗净，掰成小朵；西红柿洗净，切块。

②热油锅，倒入西红柿翻炒至变软、出红汁，加入焯过水的菜花拌炒。

③加入番茄酱、白糖、盐，炒至菜花上色即可。

美味解说：

此款菜品抗氧化功效强大，且富含有利于抗癌、防癌的微量元素，长期食用，可以减少乳腺癌、直肠癌及胃癌等癌症的发病率，还可以延缓衰老。

脱发、掉发加速，
提醒你该补充这些了

"哎呀，我怎么掉了这么多头发啊？好像最近脱发很严重。老曾，怎么办啊？"
在洗手间里洗头的曾老师爱人大喊起来，声音响彻屋内。

曾老师一听，慌张得连忙冲过去，看见洗手盆里有很多还未冲下去的长发。

"别着急，脱发、掉发很正常，大多是营养素缺乏所致。咱们一起找出原因，问题很快就能解决了。"曾老师急忙安慰。

"是吗？那我该补一些什么营养素？我不仅掉头发，头发也缺乏光泽，有点干枯、发黄，得顺便一起补补了。"曾老师爱人摸着自己干枯的头发说道。

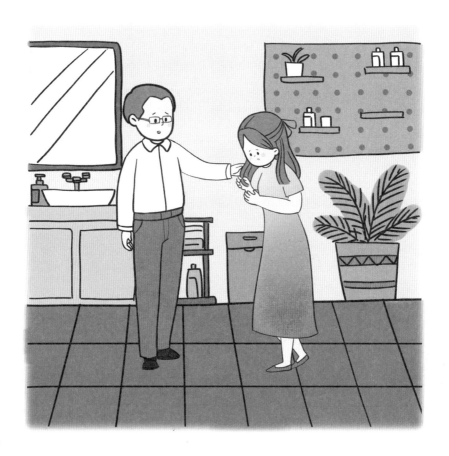

"发际线危机""脱发焦虑"等问题困扰着越来越多的年轻人。近年来，我国脱发人群的数量呈直线上升趋势。数据显示，我国脱发的人数已经超过 2.5 亿，每 6 人中就有 1 人脱发。从营养学角度来看，女性脱发、掉发通常有以下几种情况：

第一，缺乏蛋白质，导致头发合成缓慢，甚至提前进入休止期。

第二，缺铁，影响胶原蛋白的合成，造成弥漫性脱发。

第三，缺乏维生素，尤其缺乏 B 族维生素，造成持续性脱发。

第四，缺锌，造成头发掉得多，又长得慢。

这里说的弥漫性脱发，也叫稀疏性脱发，在短时间内脱发较多，如果不能得到及时改善，会导致毛囊萎缩甚至死亡，使得头发不可再生，后果很严重。

曾老师说

在饮食方面，可以针对相关病因来补充合适的营养素，达到给头发、毛囊等补充营养、促进生发养发的效果。

蛋白质不足，平时要多吃鱼、虾、豆类及豆制品、鸡蛋、牛奶。

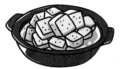

缺少铁元素，平时应该多吃牛肉、猪瘦肉、黑木耳、紫菜、桂圆，每周保证吃 1～2 次猪肝、猪血。

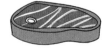

　　缺少 B 族维生素，平时应该多吃粗粮，如小麦、大麦、糙米、高粱等，还有新鲜蔬菜。

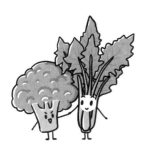

　　缺少锌元素，应该多吃贝壳类的海产品、豆类、坚果等。

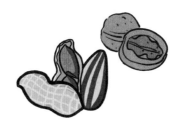

小·食谱大营养

生发黑豆芝麻汤

材料：
黑芝麻 30 克，黑豆 50 克，枸杞子 12 克，白糖 20 克，水适量。

制作：
①黑芝麻、黑豆浸泡 2 小时，枸杞子洗净。
②黑芝麻、黑豆加水煮沸，转小火后加入枸杞子续煮 1 小时。
③加白糖调味，即可食用。

美味解说：

黑芝麻含有丰富的优质蛋白质、矿物质、不饱和脂肪酸等，其中的黑芝麻水提液能够促使酪氨酸酶表达，促进头发黑色素的合成，起到乌发养发的作用。

桑葚蓝莓紫米粥

材料：
桑葚、蓝莓各 80 克，紫米 100 克，白糖、水各适量。

制作：
①桑葚、蓝莓洗净，紫米泡发 1 小时。
②锅中加水煮沸，加紫米煮 40 分钟至变得黏稠。
③加入桑葚、蓝莓续煮 10 分钟，加白糖调味即可。

美味解说：

此款粥品酸甜可口、糯香十足。桑葚中含有的黄酮类化合物、花青素、白藜芦醇、维生素 E 等具有很强的抗氧化作用，可以减少白发生成。

年纪轻轻长老年斑？
抗衰祛斑这样做

有一天刚到单位，还没进门就听到胡老师的声音，带点伤心的语气："咋办啊？我快成'斑点狗'了，这脸上的老年斑啊，一天长一块。我才 30 多岁呢，愁死人。"

"说起来还真是。我感觉最近自己脸上也多了一些黑点，怎么敷美白面膜也没用。"小芳应和道。

"难不成真的和咱们长时间面对电脑屏幕有关？那辐射很伤肌肤。"胡老师惊讶道。

说着，大家纷纷看向踏进办公室门口的曾老师，发出期盼的目光——盼着曾老师过来支招。

"其实，要祛掉恼人的老年斑并不难，除了注意做好日常防晒，建议你们把'抗氧化铁三角'用起来。"曾老师将祛斑的秘籍娓娓道来。

健康解读

　　老年斑是指在皮肤表面出现的褐色或黑褐色斑块，是细胞代谢功能减弱引起的色素沉着。一般老年斑的形成主要是身体进入老年阶段，细胞新陈代谢逐渐变慢，身体内的色素沉着，在皮肤表面形成老年性色素斑。

　　目前，一些年轻人因为生活作息不规律，导致身体新陈代谢的速度变慢，加上没有规律的饮食，也会加速身体色素沉着，出现老年斑。这些斑点的出现影响颜值，让整个人看起来比同龄人老。

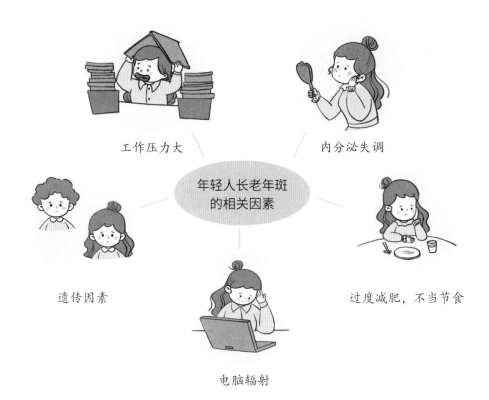

工作压力大

内分泌失调

年轻人长老年斑的相关因素

遗传因素

过度减肥，不当节食

电脑辐射

曾老师说

老年斑不一定只长在老年人身上，40岁以上的女性，如果平时没有保养好，也很容易出现老年斑。虽然它不痛不痒，却是未老先衰的一个表现，根本原因是脂质过氧化，皮肤老化严重。如果不想年纪轻轻就长老年斑，一定要提高身体的抗氧化能力。

第一，"抗氧化铁三角"补起来，指维生素C、维生素E、胡萝卜素3种营养素一起补充。富含这3种抗氧化成分的食物有柠檬、柑橘、猕猴桃、圣女果、胡萝卜、南瓜、坚果等。

第二，补充高效抗氧化的茶多酚、葡萄籽原花青素、大豆异黄酮。富含这3种抗氧化成分的食物有绿茶、葡萄、豆类及豆制品等。

第三，补充微量元素锌和硒。它们可以帮助身体合成谷胱甘肽和SOD抗氧化酶。富含锌和硒元素的食物有海产品、动物肝脏和坚果等。

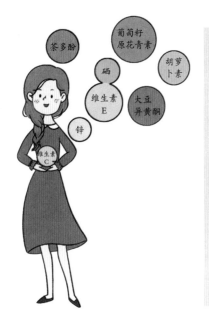

富含胡萝卜素的食物：深绿色和橙黄色蔬果，如彩椒、西蓝花、西红柿、胡萝卜等。

富含维生素 C 的食物：鲜枣、山楂、橘子、柚子、猕猴桃、柠檬、西红柿等。

富含维生素 E 的食物：坚果、豆类、卷心菜、花菜、海藻等。

富含茶多酚、葡萄籽原花青素、大豆异黄酮的食物：绿茶、葡萄、豆类及豆制品等。

富含微量元素硒和锌的食物：全谷类（小麦胚芽）、坚果、海藻、蘑菇、竹笋等。

小·食谱大营养

小麦胚芽果粒粥

材料：

小麦胚芽 80 克，牛奶 200 毫升，橘子、圣女果、猕猴桃各适量。

制作：

①小麦胚芽先用 90℃开水泡 10 分钟变软。
②加牛奶搅拌均匀，加入混合水果粒。
③喜欢甜味的可以加蜂蜜。喜欢酸味的可以把牛奶换成酸奶。

美味解说：

此款粥品可补充维生素 A、维生素 C、维生素 E、不饱和脂肪酸和锌、硒等，有很好的抗氧化作用，抗衰祛斑效果不错；而且特别香甜、有嚼劲，美味十足。

葛根粉豆浆

材料：

葛根粉 25 克，黑豆 20 克，黑米 20 克，黑芝麻 10 克，奇亚籽 15 克，红枣 3 颗，水、白糖各适量。

制作：

①黑豆和黑米提前浸泡 2 小时，红枣去核。
②将所有材料一起放进破壁机，加水，按豆浆模式打熟。
③倒入杯中，加入白糖拌匀，即可饮用。

美味解说：

此款饮品富含人体所需的氨基酸、维生素 E、锌、花青素等，有强大的抗氧化作用，可以发挥美白、护肤、祛斑的效果。每日喝 1 杯，养颜效果更明显。

气血不足人无力，
先分辨后调养

周一上班的路上有点堵车，曾老师刚到单位就看到财务办公室的小刘低着头，急匆匆地往里走，还差点撞倒曾老师。曾老师稍微提高语气："怎么这么急啊？差点被你撞倒了。是有什么事吗？"

小刘猛一抬头，才看到曾老师，怪不好意思地说："曾老师，抱歉啊，我怕迟到，所以急了一点。"

小刘抬头的瞬间，曾老师明显看到她顶着的熊猫眼，问："昨晚又熬夜了吧？你们这些年轻人啊，总是觉得熬夜没什么，经常透支身体健康，时间一长，导致气血不足，到时候会有更多问题接踵而来。"

小刘笑着说："昨晚看了一部很不错的电影，没注意时间就看到深夜了。谢谢您的提醒。"

健康解读

气血不足是中医的概念。中医认为，气和血都是生命的载体，共同滋润身体，使身体正常协调地运作。从现代医学角度而言，气血不足其实更多表现为贫血，即血红蛋白数量不足。

对女性而言，气色好才是真正从内而外的美丽。但对多数女性来说，因为特殊的生理结构和孕、带、胎、产等生理阶段，气血不足的问题愈发常见和严重。虽然气血不足并不是什么严重的疾病，但往往伴随脸色无华、嘴唇苍白、精神不振、痛经、脾胃虚弱、皮肤松弛干燥等问题。

其实，很多女性都有气血不足的特征，只是大家可能并不太重视。参考以下表现，可以判断自己有没有气血不足的问题。

诊断	气血不足的表现
看眼睛	眼白的颜色变得混浊、发黄，还有血丝，说明气血不足。另外，眼袋很深、眼睛干涩、眼皮沉重，都提示气血不足
看皮肤	皮肤有弹性则气血充足，而皮肤粗糙、无光泽、发黄、有斑都提示身体状况不佳，气血不足
看头发	头发乌黑浓密代表气血充足，反之，头发干枯掉发、发黄开叉都是气血不足的表现
看手的温度	手脚温热则气血充足，如果手心偏热、出汗或时常冰凉，则提示气血不足
看指甲	指甲出现纵纹，是气血两亏、机体衰老的表现。另外，指甲上的半月痕如果少于8个，也说明体质差，气血不足
看睡眠	入睡快、睡眠深、起床后精神饱满都是气血充足的表现，反之入睡困难、易惊醒、多梦都是气虚血亏的表现
看运动	轻微运动时如果出现胸闷、气短的症状，提示气血不足；如果运动后精力充沛、浑身轻松，提示气血充足

曾老师说

　　女性如果出现以上气血不足的一些特征，或多或少提示气虚或者血虚，这时应立刻引起注意。气血不足，不仅短期会影响各个器官的正常功能，时间一长，还容易导致脏腑功能退化，严重时身体衰老速度加快，抵抗力降低。平时可以多吃枸杞子、红豆、花生等食物，以及五谷杂粮和富含蛋白质的食物，如牛奶、蛋黄等。记住，要忌酸辣、生冷、油腻的食物，以清淡为主。少摄取冷饮、冷食，多吃温食。

　　建议女性先充分了解以下与气血不足相关的因素，再对症改善，效果会更显著。

调理 ➡   调理 ➡

饮食不健康，经常喝冻饮料、吃冻食 　　多吃红枣、猪肝、桂圆、菠菜等补铁食物 　　缺乏运动 　　多做瑜伽、慢跑、爬山、游泳等运动

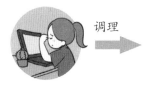 调理 ➡   调理 ➡

经常熬夜加班 　　保证充足睡眠 　　情绪波动大，经常有消极情绪 　　保持乐观情绪，多找人倾诉

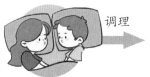 调理 ➡   调理 ➡

性生活过度 　　节制性生活 　　患有一些消耗性疾病，如贫血 　　及早就医，积极治疗原发病

看看与气血不足相关的因素及调理方法

温馨贴士

1. 黑芝麻

黑芝麻有补铁、补血的功效。中医认为，黑色食物入肾，利于藏精纳气。

2. 红枣

红枣富含维生素A、B族维生素、铁等营养素，可以养胃健脾、补血安神、红润肌肤。

3. 猪肝

猪肝富含铁、锌、维生素 A、B 族维生素等，患有缺铁性贫血的人平时可以多吃菠菜猪肝汤。

4. 藕

藕含有丰富的维生素 K 和铁，性温和，生吃可以清热、凉血、散瘀，熟吃可以健脾胃、养血。

5. 胡萝卜

胡萝卜含有丰富 β - 胡萝卜素，可以补肝养肝，尤其能改善肝血亏虚引起的视力下降、夜盲等。

小·食谱大营养

胡萝卜蒜炒菠菜

材料：

胡萝卜 100 克，菠菜 300 克，蒜末、橄榄油、盐各适量。

制作：

①菠菜洗净，切段；胡萝卜洗净，切片。

②油锅加热，加入蒜末爆香，加入胡萝卜片、菠菜段拌炒。

③加盐调味即可。

美味解说：

此款菜谱具有补气养血、滋阴润燥、美容养颜的作用，因为其中富含胡萝卜素、铁、维生素 A 等，非常适合脸色苍白、营养不良、贫血的女性食用。

黑糯米粥

材料：

红枣 30 克，桂圆肉 10 个，黑糯米 100 克，红糖、水各适量。

制作：

①红枣去核；黑糯米浸泡 2 小时，淘洗干净；

②锅中加水煮沸，加入黑糯米、红枣、桂圆肉熬煮 40 分钟。

③加红糖拌匀即可。

美味解说：

红枣、桂圆肉在中医营养学里都属于补益气血的常用品，富含铁元素和 B 族维生素。黑糯米富含 B 族维生素、花青素等，利于女性红润气色、美容养颜。

做"不老女神"，黄体酮一定要补充足够

周六早晨刚起来，曾老师爱人在卫生间絮絮叨叨的，仔细一听，又是在抱怨自己脸上多了些斑点，脸色又发黄了。

曾老师赶紧跑到卫生间门口，安慰爱人说："女人一过35岁，新陈代谢减慢，有哪个不长点斑呢？不要大惊小怪，平时多注意调节情绪，调节好饮食，多运动锻炼，保持年轻态很简单。"

爱人听后，给了曾老师一个白眼，说："你不是女人，当然体会不到我们做女人的心理。哼！"

曾老师满脸委屈，心想自己从事营养食疗这么多年，怎么会不懂得女人的烦恼心事呢。话不多说，他立马到厨房制作了一杯热乎乎的黄豆黑豆浆，递给"女皇大人"消消气。

健康解读

黄体酮是卵巢黄体分泌的一种孕激素，也叫黄体素，对女性来说十分重要，是调节女性体内雌激素的一个重要组成部分。如果女性体内缺少黄体酮，雌激素分泌紊乱，也可能面临子宫及卵巢早衰的情况。子宫、卵巢的功能出现早衰，皮肤状态自然跟着变差，加速肌肤松弛、粗糙和衰老。

★人体内黄体酮发挥的作用★

作用1 月经期后期促使子宫内膜的腺体生长，使其内膜增厚，为受精卵进入做好准备；减少妊娠期子宫的兴奋性，保证胎儿安全孕育。

作用2 与雌激素共同的作用下，促使乳房充分发育，为产乳做好准备。

作用 3	可以使子宫颈口闭合，使黏液减少并变稠。
作用 4	黄体酮量较多时，可以通过对下丘脑的负反馈作用，抑制垂体促性腺激素的分泌，产生抑制排卵的作用。
作用 5	竞争性对抗醛固酮，促进钠离子和氯离子的排泄，起到利尿作用。
作用 6	有轻微升高体温的作用，所以女性在月经周期的黄体相基础体温较卵泡相高一些。

曾老师说

　　女性要想保持女人味，黄体酮的补充少不了。尤其到了 40 多岁，随着新陈代谢的减慢，月经紊乱、脸色枯黄、长痘、皮肤松弛等问题随之而来，此时更要注重黄体酮的补充。

　　很多人问：口服黄体酮可以吗？我不建议这么做。要口服黄体酮，最好是在医生指导下使用。如果口服过量，容易产生副作用，如月经紊乱、闭经等。

　　所以我推荐用食物补充黄体酮，最为安全。有些食物被称为"天然黄体酮"，如黄豆、无花果、草莓、红薯、菠菜、鹌鹑蛋、柿饼、黑豆、海带、坚果、葛根粉，都可以让女性越吃越漂亮。

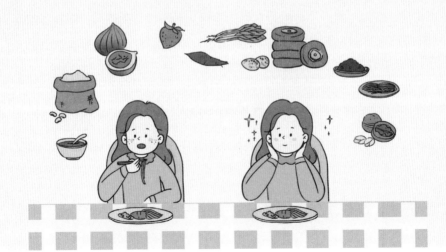

温馨贴士

黄体酮缺乏会导致卵巢早衰，那么卵巢早衰该怎么调理？

1. 针对病因进行对症治疗，可以在医生指导下选择西医、中医或者中西医结合等疗法。

2. 坚持身体锻炼，这是中青年女性保持精力充沛、旺盛活力的有效方式。

3. 缓解工作、生活压力，减少不良生活方式对卵巢功能的影响。

4. 注意饮食调理，保证身体摄取充足的营养。可适当多摄入一些优质蛋白质、B 族维生素、铁、钙等营养物质。

小·食谱大营养

黑豆乌鸡汤

材料：

黑豆 80 克，乌鸡 1 只，盐、料酒、生姜片、水各适量。

制作：

①黑豆洗净，浸泡 2 小时；乌鸡宰杀后洗净，剁成小块。

②黑豆、乌鸡一起倒入高压锅中，加入清水，没过食材 10 厘米左右。

③加入料酒、盐、生姜片，大火烧开后转中火炖 30 分钟即可。

美味解说：

黑豆中含有丰富的植物性雌激素——大豆异黄酮，可以调节人体内分泌，促进女性分泌雌激素，抗衰老，还利于预防乳腺癌、结肠癌等。

葛根黄豆炖猪蹄

材料：

葛根 50 克，黄豆 80 克，猪蹄 1 只，盐、料酒、水各适量。

制作：

①葛根、黄豆洗净；猪蹄处理干净，剁块。

②将全部食材一起放入砂锅中，加适量水和盐、料酒。

③大火烧开后转小火炖 1 小时即可。

美味解说：

葛根和黄豆均富含植物异黄酮，可以辅助调节女性内分泌。经常用葛根、黄豆和猪蹄一起炖汤喝，对黄体酮分泌不足、经量少的女性很有好处。

步入更年期的信号，
看看自己中了几个

今天上午工作没多久，同事张姐一脸愁容地来到曾老师身边说："曾老师，我最近总是忘东忘西的，有时早上起来，手指关节还有些胀痛，不知道怎么回事。"

曾老师扭过头来对她说："您这种情况，可能是更年期综合征的一些表现，平时要多注意劳逸结合，适当运动。饮食上，还要保证营养均衡。"

张姐的脸色突然变得沉重。见此，曾老师立马安慰她说："您也不要过于担心，这些都是女性必经的一些生理过程，只要注意调养，就可以平稳过渡，没什么大问题的。"

健康解读

更年期是女性人生中特定的转换时期，即退行性改变时期，也是必经时期。一般来说，女性更年期是指女性月经完全停止前数年到绝经后的一段时间。更年期最长可持续 10 年左右。

女性更年期多发生在 45～55 岁。此阶段的卵巢功能开始衰退，雌激素水平下降。在更年期内，有些人会出现一些明显的生理性症状，除了生殖、内分泌、神经等系统变化，机体的适应及调节能力也会相应减退，抵抗力随之下降。

虽然说每个女性朋友都不愿意过早进入更年期，但到了一定年龄，却又不得不面对这个问题。女性朋友在临近更年期时很容易出现一些信号，如果可以提前知晓这些信号，那么在开始有预兆的时候及时采取措施，就可以有效改善这种状态，让自己更舒心地度过更年期。

曾老师说

女性到了 45 岁，临近更年期，也即将闭经，这是进入老年阶段的一个标志。赶紧对照以下信号，看看自己中了几个。这些都是女性更年期来临的前兆。如果中了，千万不要忽视下面的调养。

1. 月经紊乱。月经出现异常是女性更年期最为明显的变化，有些人表现为月经周期越来越短，而有些人表现为月经淋漓不尽。

2. 情绪不稳定，暴躁易怒，焦虑，记忆力下降，注意力不集中，这些都是雌激素水平下降引起的。

3. 经常脸潮红，出汗多，腰酸背痛，关节痛，多是钙流失过多引起的。

4. 睡眠质量差。

 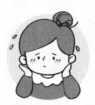

情绪不稳定，暴躁易怒　　　经常脸潮红，出汗多

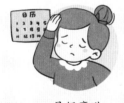 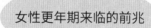 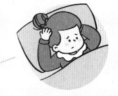

女性更年期来临的前兆

月经紊乱　　　　　　　　　　　　　　　　睡眠质量差

学会识别更年期来临的前兆后，看看临近更年期的女性应该怎样调养吧。

1. 饮食调养

在饮食上，尽量少吃或不吃高脂肪和高糖食物，多吃富含蛋白质和维生素的食物。可以多吃蛋类和酸奶类食物，还可以多吃豆类食物和蔬菜、水果，要少喝碳酸饮料和咖啡，不吸烟，尽量不喝酒。

2. 起居调养

生活起居要有规律，不熬夜，不赖床，每日尽量保证 7～8 小时的睡眠时间。

休息时间，不能长时间坐着或躺着，可以适当做一些家务和体力劳动。可以适当放松身心，比如练太极拳、瑜伽或者慢跑等，增强身体素质。

3. 心理调养

首先要明白的一点是，这是一个正常的生理变化过程，有些症状的出现是不可避免的，要理性面对，不要忧虑和害怕；要学会调整自己的情绪，保持积极乐观的心态来面对生活和工作；多与家人、朋友交流，还可以适当到户外旅游，放松身心。

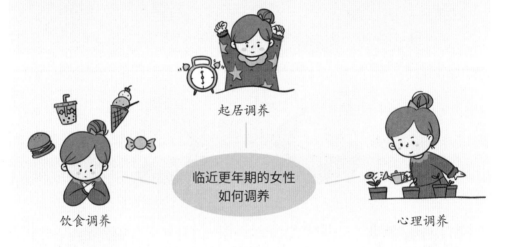

起居调养

临近更年期的女性
如何调养

饮食调养

心理调养

温馨贴士

临近更年期，多吃哪些食物可以辅助调节内分泌，让自己有更好的状态去迎接更年期呢？

1. 大豆及其制品。在这一时期可以多吃大豆及豆制品，豆腐及豆浆含有丰富的大豆异黄酮，可以改善更年期不适症状。

2. 全谷类食物。这一时期的女性可以多吃燕麦和糙米，全谷类食物含有丰富的维生素和铁、锌等矿物质，可以提高身体代谢水平，缓解焦躁不安的情绪。

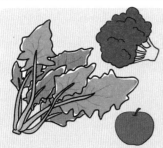

3.蔬菜类。可以多吃西蓝花和菠菜等蔬菜，这类蔬菜膳食纤维含量高，可以帮助排泄肠道毒素。此外，深色蔬菜还含有丰富的镁元素，能够稳定情绪，促进睡眠。

4.坚果类。芝麻、核桃及杏仁等坚果类食物含有丰富的不饱和脂肪酸及维生素E，具有抗氧化、清除自由基的作用，可以延缓衰老。

5.水果类。水果一定要吃新鲜的，这个时期的女性可以多吃樱桃、苹果、柑橘、香蕉等水果。这类水果含有高膳食纤维和多种有机酸、维生素，能够促进胃肠蠕动，预防便秘，起到延缓衰老和美容的作用。

小·食谱大营养

红枣黑木耳汤

材料:
红枣10颗，干黑木耳50克，冰糖、水各适量。
制作:
①红枣洗净，去核；黑木耳泡发开，撕成小朵。
②红枣、黑木耳一起放入砂锅中，加水，大火烧开后转小火再煮30小时
③加冰糖调味，即可食用。

美味解说:

红枣的营养价值高，富含铁元素。黑木耳具有增强免疫力的功效，可以润肠通便，降低癌症的发生率。更年期女性多吃红枣黑木耳汤，可以调理身体，增强体质。

猕猴桃香蕉酸奶

材料:
猕猴桃1个，香蕉1根，酸奶200毫升，坚果碎适量。
制作:
①猕猴桃去皮，切丁；香蕉去皮，切丁。
②猕猴桃丁、香蕉丁加入酸奶中搅匀，加入坚果碎即可。
③喜欢吃甜的，还可以加一些桂圆肉。

美味解说:

这款酸奶酸酸甜甜，很开胃。其中的猕猴桃富含血清素，香蕉富含钾元素，都有利于安定神经，促进睡眠，改善消极情绪，减缓更年期不适。

曾老师营养锦囊：
女性器官衰老时间表

对人和动物来说，有出生、成长就会有衰老。衰老是我们每个人都会经历的事情，不论男性还是女性。尽管我们现在看起来还很年轻，但时光如逝，身体的一些组织和器官从皮肤到内部脏器逐渐衰老。对此，"身兼数职"的女性更要注重保养，但首先要知晓身体一些组织和器官的衰老时间。

健康解读

女性步入更年期后，卵巢功能逐渐衰退，分泌的激素水平逐渐下降，可以导致全身各个脏器随之出现衰老。女性体内雌激素水平降低，会影响皮肤组织胶原蛋白的合成和流失，导致出现皮肤弹性变差、皱纹变多等问题。在生殖系统方面，激素水平的变化可以引起子宫萎缩、月经周期紊乱，导致外阴部皮肤黏膜变薄、弹性变差及阴道分泌物减少等。

各个器官出现衰老的速度是不一样的，有的女性或许先表现为生殖器官的萎缩，而一部分女性会先表现为皮肤干燥、松弛等。

每位女性衰老的速度与其本人的营养补充、生活作息习惯、是否参加体育锻炼及遗传因素等有很大关系。因此，在了解各个器官组织的衰老时间表后，应该有针对性地做好饮食调节、运动锻炼、规律作息等工作。

女性器官衰老时间表

器官	衰老时间	特征
肺	从 20 岁开始衰老	研究表明，肺活量从 20 岁起开始缓慢下降，40 岁后下降更快。其中一些原因是控制呼吸的肌肉和胸腔变得僵硬起来，使得肺的运转变得缓慢

皮肤	从 25 岁开始衰老	一般来说，皮肤组织会在 25 岁左右结束成长。有人把这一时期称为"皮肤的弯角"，主要是此时身体内合成胶原蛋白的速度减慢，死去的细胞不脱落，反而阻挡新生细胞，继而导致皱纹出现
肌肉	从 30 岁开始衰老	30 岁以后，肌肉衰竭速度会大于生长速度。过了 40 岁，人们的肌肉开始以每年 0.5% ~ 2% 的速度老化。经常健身锻炼，可有效防止肌肉衰老
大脑	从 30 岁开始衰老	30 岁开始，大脑开始衰老，其重量也会慢慢下降，脑细胞的死亡速度越来越快。35 岁以后，可以发现记忆力及反应力明显下降
乳房	从 35 岁开始下垂、衰老	35 岁之后，乳房开始下垂，出现松弛，一方面因为重力的作用，另一方面是因为身体内环境的变化。如果不注意乳房的保养工作，还会出现乳腺增生，甚至乳腺癌等
卵巢	从 35 岁开始衰退	卵巢负责分泌雌激素，35 岁开始，卵巢的分泌功能开始下降，随之而来的有乳房萎缩、阴道干涩及月经不调等
眼睛	从 40 岁开始衰老	40 岁开始，眼部肌肉变得越来越无力，眼睛的聚焦能力开始下降
肠道	从 55 岁开始衰老	55 岁后，肠道有益菌开始大幅度减少，使人体消化功能下降，肠道疾病风险增大。随着年龄增大，胃、胰腺、小肠的消化液分泌开始减少，发生便秘的概率增大

肠道益生菌减少，病菌增加

饮食对一个人的健康不必多说。健康饮食不仅可以为身体提供充足的营养物质，还可以延缓衰老。鱼类、坚果、胡萝卜、西蓝花、蓝莓等，都可以帮助延缓衰老。

运动有助于身体保持健康年轻态，因此可以延缓衰老。大家可以根据自己的身体情况，选择适合自己的运动方式。快走、跑步、健身操及瑜伽等都是不错的运动方式。

俗话说"笑一笑，十年少"，如果每日坚持微笑 7 次，长期坚持下来，你会发现健康和美丽已经不约而至。这是因为保持乐观情绪有利于提高身体素质，自然可以延缓衰老。

如果说 25 岁是女性衰老的第一年龄标志，那么 30 岁就是岁月无情的关键时刻，这时皮肤松弛、长皱纹，抵抗力下降等问题统统找上门来。

对女性而言，子宫和卵巢是两大生殖器官，保护好这两者，平衡激素分泌，则是延缓衰老的关键所在。在日常生活中一定要注意保养子宫和卵巢，可以适当多吃一些含天然雌激素较多的食物，如大豆、豆浆、蜂王浆等。另外，还应该进行适当的运动锻炼，促进全身血液循环，加速新陈代谢。

富含维生素 C 的食物主要有猕猴桃、胡萝卜、鲜枣等，富含维生素 E 的食物有小麦胚芽油、玉米油、花生、芝麻、鳗鱼等。这些食物有强大的抗氧化功效，可以消除自由基，延缓衰老。

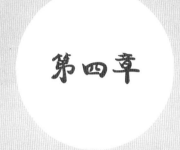

第四章

男性这样吃，
守护美满家庭精力旺

再好吃也得少吃的
痛风黑名单食物

有句俗语叫"牙痛不是病，痛起来要人命"，但痛风带来的疼痛比牙痛还要严重 10 倍。有人这样比喻痛风——"恶魔不停地撕咬你的脚"。

曾老师在办公室里，和刚到的同事分享自己前几天看到的一个新闻报道，颇为震惊。报道中说，江西省有一位 50 多岁的赵师傅，有痛风史 20 年了，所以对痛风造成的疼痛已经"麻木"，发作时总是随便吃点止痛药应付。等身体稍有好转，又开始大碗喝酒、大口吃肉，最终，赵师傅在某个夜晚突然痛风发作，因并发多器官功能衰竭而不幸去世了。

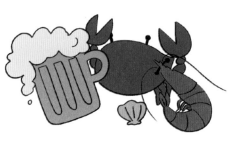

人体吃进高嘌呤食物

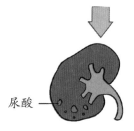

尿酸

嘌呤经过肾脏代谢成为尿酸

健康解读

痛风是嘌呤代谢紊乱，导致血中尿酸浓度过高而引起的一组代谢性疾病。尿酸作为人体代谢的"垃圾"，人体内本来有可以容纳它的"漏斗"。但因为尿酸过多，超出人体自身的代谢能力，则最终沉积在身体各部位，引发各种疾病。

尿酸如果沉积在软骨就引发痛风性关节炎，沉积在肾脏就引发痛风性肾病，沉积在尿路就引起尿路结石。久之，还可能引发并加重心血管疾病和糖尿病等代谢病。

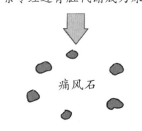

痛风石

过多尿酸积累在关节表面，
沉积成痛风石

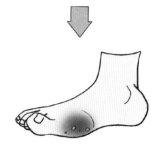

痛风石造成关节红肿热痛

曾老师说

不想像新闻报道中的赵师傅那样受罪，就看你能不能管住自己的嘴巴了。

下面 7 招能帮你更好地控制尿酸水平。

1. 避免高嘌呤饮食。

嘌呤类型	食物类别	食物清单
低嘌呤食物（嘌呤含量＜ 25 毫克/100 克）	主食	大米、小米、玉米
	蛋奶	鸡蛋、鸭蛋、牛奶
	蔬菜	马铃薯、芋头、冬瓜、丝瓜、苦瓜、黄瓜、茄子、胡萝卜、洋葱、白菜、青椒、西红柿、芹菜、韭菜
	水果	苹果、梨、桃、香蕉、葡萄、芒果、木瓜、橙子
中嘌呤食物（嘌呤含量在 25~150 毫克/100 克）	坚果	腰果、杏仁、栗子
	豆类及豆制品	黄豆、黑豆、红豆、绿豆、豆浆
	蔬菜	油菜、茼蒿、豌豆
	干货	银耳、干蘑菇、海带
	肉类及动物内脏	猪肉、牛肉、羊肉、鸡肉、鸭肉、猪腰、猪肚、鸡心、鸭胗
	海鲜	螃蟹、虾
高嘌呤食物（嘌呤含量＞ 150 毫克/100 克）	动物内脏	猪肝、鸭肝、鸡肠
	海鲜	秋刀鱼、蛤蜊、带鱼、牡蛎、沙丁鱼、凤尾鱼
	蔬菜	黄豆芽、芦笋、紫菜、豌豆苗
	其他	啤酒、鸡精、高汤、浓肉汤

2. 减少"三高"食物的摄入，如高糖、高脂、高热量食物。

3. 远离酒精。

4. 多喝水、多排尿。

5. 低盐、低糖饮食。

6. 忌暴饮暴食、忌辛辣食物、忌过度疲劳。

7. 适当补充 B 族维生素和维生素 C 等，多摄入新鲜蔬果。

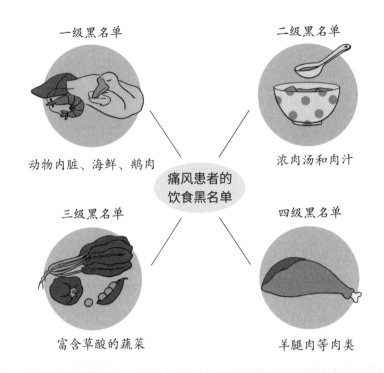

一级黑名单
动物内脏、海鲜、鹅肉

二级黑名单
浓肉汤和肉汁

痛风患者的
饮食黑名单

三级黑名单
富含草酸的蔬菜

四级黑名单
羊腿肉等肉类

小·食谱大营养

冬瓜海带汤

材料:

冬瓜 200 克,海带 80 克,葱花、盐、水各适量。

制作:

①冬瓜去皮切块,海带洗净切段。

②锅中加水煮沸,加入冬瓜块和海带段煮 20 分钟。

③加盐调味,撒上葱花即可。

美味解说:

冬瓜含有丰富的水分和钾等矿物质,有很好的利尿消肿作用。海带同样含有利于排除钠盐的钾元素。两者同用,可以促进尿酸排出,防治痛风。

黑木耳丝瓜汤

材料:

水发黑木耳 80 克,丝瓜 200 克,姜丝、盐、葱花、水各适量。

制作:

①黑木耳洗净,沥干,撕成小朵;丝瓜去皮,切块。

②锅中加水煮沸,加入丝瓜、黑木耳、姜丝煮 15 分钟。

③加盐调味,撒上葱花即可。

美味解说:

此款汤品中的丝瓜是利尿佳品,富含钾、皂苷、植物黏液和瓜氨酸等,不仅有很好的消暑解热作用,还可以促进尿酸排泄,预防痛风。

身边的男性 为什么大多中年"发福"

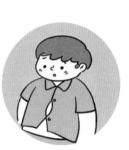

当曾老师在课堂 PPT 上放出我国华语歌坛歌手周杰伦与美国演员莱昂纳多·迪卡普里奥各自发福前后的对比照时，一众学员乐得哈哈大笑。尽管这样的图片在网络上比比皆是，但此刻呈现在课堂上，对学员们有很好的启发意义。

"为什么人到中年就'发福'？每个人以前都是'瘦子'呢！"

"我也快到中年了，不想'发福'变成大胖子。"

"'发福'一定不是好事吧，曾老师？"

"这种'发福'是不是与自身饮食有关？例如经常高脂、高糖饮食。"

学员们纷纷表达自己的困惑。和往常一样，曾老师健康课堂上的很多热点话题总能让大家发问不停，毕竟这关系到每个人的切身健康。

健康解读

一项哈佛大学的研究发现，多数成年人的体重会随年龄增加而上升，即人到中年而发福属于正常现象。这个逻辑成立的同时，存在巨大的健康隐患。研究进一步发现，体重呈阶段性增加与各种慢性疾病的发病率密切相关。这样一来，中年的"发福"就不再是"福"了，甚至可能带来"祸"。

中年"发福"的直接因素

生理因素 ▶ 人到中年，身体雄激素分泌水平大幅度下降，导致男性肌肉流失加快，基础代谢率降低。

生活习惯 ▶	从统计数据上看，男性熬夜的时间明显多于女性，这让他们身体的废物增多并会影响体液代谢，发生水肿，导致体重上升。甚至有人补上夜宵，使得热量摄入过多。
饮食习惯 ▶	很多男性偏于肉类摄入。肉类含脂肪，特别是饱和脂肪酸较高，饮食中以肉类为主，容易导致肥胖、高脂血症等。
社交应酬 ▶	男性参加吃饭、喝酒这样的社交应酬非常普遍，身体会摄入过多油脂和酒精，影响整体代谢。

曾老师说

以上是男性朋友容易"发福"的几个原因分析，建议大家结合自身情况，及时调整饮食及生活习惯。

1. 加强锻炼，让身体年轻态

通过身体锻炼消耗多余的热量，建议每周保持2～3次健身锻炼，如游泳、跑步、骑车。

2. 锻炼身体肌群，增加肌肉量

平时可以做引体向上、俯卧撑、深蹲、卧推等复合动作，锻炼身体各大肌群，增加肌肉量，优化身材线条。

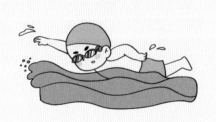

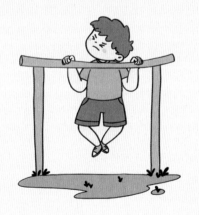

3. 远离垃圾食品

坚持健康饮食，多吃天然食材，避免过度加工的食物，远离炸鸡、汉堡、薯条等垃圾食品。

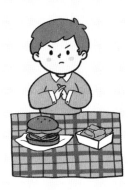

4. 避免过劳熬夜

每日要保证 7 小时以上睡眠，让身体得到恢复，以更好的状态投入第二天的工作。

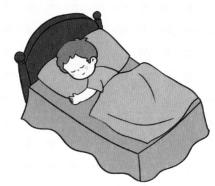

小·食谱大营养

荷叶山楂麦芽茶

材料：

荷叶 10 克，山楂、麦芽各 20 克，水适量。

制作：

①荷叶、山楂、麦芽一同洗净后入锅。

②加水煮 15 分钟，倒出代茶饮用。

美味解说：

此款茶饮有很好的利水消肿、消食化积的功效。其中的荷叶可以辅助降脂降压，山楂善于帮助消化肉食，麦芽善于帮助消化面食。三者同用，瘦身效果显著。

三丝木耳

材料：

金针菇、干黑木耳、彩椒各 80 克，水淀粉、盐、橄榄油各适量。

制作：

①金针菇洗净，掰开；干黑木耳冷水泡发 1 小时，切丝；彩椒洗净，切丝。

②热油锅，加入金针菇、黑木耳丝、彩椒丝拌炒 5 分钟。

③加入水淀粉拌匀，加盐调味即可。

美味解说：

此款菜品颜色鲜艳，让人充满食欲。其中富含的膳食纤维有润肠通便作用，且富含的维生素 C 有利于保护血管，延缓衰老，适合男性作为午餐食用。

这些食材得经常吃，肥胖男性记下来

屋外吹着冷空气，屋内火锅冒着热气，暖意满满。

"曾老师，您看我这肚子圆得跟西瓜似的。这火锅，我都不敢放开吃，正减肥呢。"曾老师爱人的同事小孙抱怨道。

"小孙，我知道你的情况，但是你看，我给你准备了光吃不胖的减肥餐，包你怎么吃都不长肉。"曾老师笑着安慰小孙，并用手指了指桌上的 4 盘食物。

"鸡肉、鱼肉、冬瓜和西红柿？这 4 样是专门为我量身准备的？"小孙问道。

"吃火锅之前，让我给在座的几位讲一讲其中的道理吧。"曾老师开讲。

健康解读

每 50 克鸡肉的脂肪含量只有 6 克，相比其他肉类低得多，所以是冬季减肥食谱中肉类的首选。

鱼肉是高蛋白、低脂肪食品，含有人体所需的多种不饱和脂肪酸，可以降低胆固醇，还可以健脑益智。

冬瓜不含脂肪，有丰富的维生素，还含有一般蔬菜不具有的丙二醇，能够有效抑制糖类物质转化为脂肪，降脂瘦身效果明显。

西红柿糖分不高，但富含的维生素和番茄红素能够维持人体健康、帮助排便、抗氧化、抗衰老、促进代谢，有助于减肥。

西红柿富含
维生素和番茄红素

曾老师说

人到中年，代谢率逐年降低。要管住嘴，肥胖男性可以多吃以下有瘦身减脂功效的常见食物。

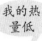

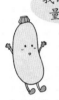

西葫芦

每 100 克西葫芦的热量大约为 76 焦耳，热量非常低。西葫芦含有丰富的膳食纤维，能够促进胃肠蠕动，加快人体新陈代谢。

草莓

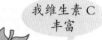

草莓属于热量低的水果，其中丰富的果胶可以刺激胃肠蠕动，增加消化液分泌，帮助消化与排毒。同时，能为人体补充维生素 C，具有很好的抗氧化作用，可以延缓衰老。

海带

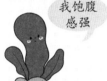

海带中含有丰富的膳食纤维，可以促进胃肠蠕动，及时清除人体内的多余废物和毒素。同时，容易使人产生饱腹感而抑制食欲，减少对其他高热量食物的摄入。

黄瓜

黄瓜含水量丰富，热量低，含有利于通便排毒的膳食纤维，还有利于分解脂肪的酶，可以促进消化，美容瘦身。

生菜

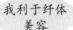

生菜富含膳食纤维，饱腹感强，搭配其他水果做成蔬果沙拉，可以摄入丰富的维生素和矿物质，利于促进身体代谢和排毒纤体。

温馨贴士

除了记住有利于减肥的食物，也要记住以下几类绝对不能碰的食物：

1. 碳酸饮料、市售果汁和奶茶。

2. 辛辣、油腻的食物，如炸鸡、油泼面、薯条、酱猪蹄等。

3. 甜食，如奶油蛋糕、巧克力、蛋黄派、糖果等。

4. 方便面。

肝不好，到底是什么在惹祸

课堂上，当曾老师的 PPT 上列举出与肝脏不好相关的 7 种症状时，台下几位学员开始议论起来。

"这是身体某个器官出了问题导致的吗？""怎么感觉说的就是我自己啊？""会不会每个人都能占上几条？"

曾老师看着大家，问道："这 7 种与肝脏受损息息相关的症状里，如果你们有 1 条满足的，请举手。"话音未落，十来个学员齐刷刷举起手。

"看你们，平时没少熬夜吧。从现在开始，跟着我好好调理一下肝脏吧！"曾老师有点惊讶。

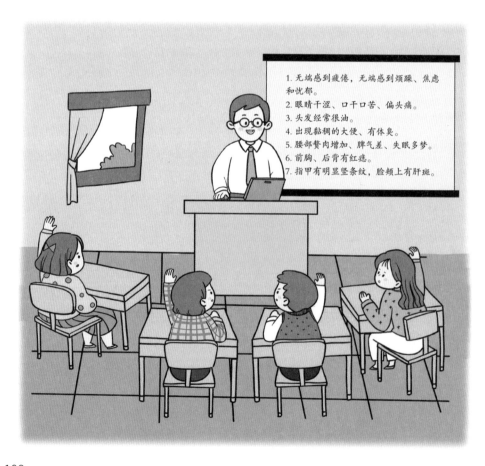

1. 无端感到疲倦，无端感到烦躁、焦虑和忧郁。
2. 眼睛干涩、口干口苦、偏头痛。
3. 头发经常很油。
4. 出现黏稠的大便、有体臭。
5. 腰部赘肉增加、脾气差、失眠多梦。
6. 前胸、后背有红痣。
7. 指甲有明显竖条纹，脸颊上有肝斑。

健康解读

肝脏是人体最重要的代谢和解毒器官，它掌管着糖、脂肪和蛋白质的代谢。但它很容易受到伤害，因为它是人体唯一没有痛感神经的器官，所以即使出了问题，我们也很难察觉到。这也是肝脏一旦出现问题，症状往往相对严重的重要原因。

不仅如此，一旦肝脏出了问题，那么无法及时排出体外的毒素就会逐步危及其他器官，如胆囊、脾胃、心脏、肠道等。因此，做好肝脏的日常保护非常重要，务必保护肝脏的正常运作。

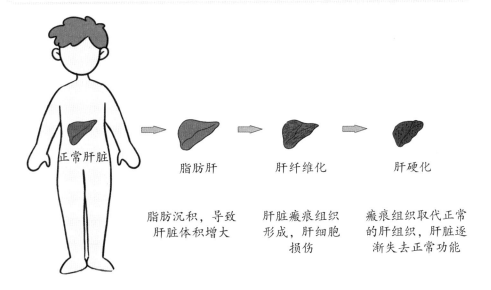

正常肝脏 → 脂肪肝 → 肝纤维化 → 肝硬化

脂肪沉积，导致肝脏体积增大　　肝脏瘢痕组织形成，肝细胞损伤　　瘢痕组织取代正常的肝组织，肝脏逐渐失去正常功能

曾老师说

伤肝的行为有很多，最常见的是长期进食高脂食物造成的脂肪肝，或者长期饮酒造成的酒精性肝病。此外，饮食不规律、睡眠不佳，长期熬夜、情绪易怒或者进食含黄曲霉毒素的食物，也容易损伤肝脏。但实际上，导致肝脏不好的重要原因之一是饮食。目前已经找到一些伤肝的食物，一起来看看自己有没有中招吧。

分类	伤肝的食物
腌制品	经过腌制的食品多含亚硝酸盐，一经食用，就会在胃中形成亚硝胺。亚硝胺是诱发肝癌的重要物质
辣味食品	辣味食品中，如辣椒、芥末、花椒、胡椒等，会刺激胃黏膜分泌更多的胃酸，加重肝脏负担
霉变食物	发霉的食物，如发霉玉米、花生和黄豆等，含有威胁人体健康的黄曲霉毒素，也会损伤肝脏的正常细胞，诱发肝癌
高脂食物	此类食物如肥肉、黄油、动物内脏、油炸品等含有大量脂肪和胆固醇，长期食用会阻碍肝脏代谢，影响肝脏的解毒功能，诱发肝癌
加工食物	为了更好地储存和提升口感，一些食物中会加入添加剂、防腐剂等，这些都是影响肝脏排毒的物质
药物	大多数药物都要经过肝脏的"处理"，才能转化为发挥药效的成分。这一过程中，肝脏负担巨大。因此，长期服药的人更应注意定期检查肝功能

小·食谱大营养

山药菠菜粥

材料：

鲜山药 200 克，菠菜 100 克，粳米 80 克，枸杞子、盐、水各适量。

制作：

①鲜山药去皮、切小段；菠菜洗净切段。

②锅中加水煮沸，加入山药段、粳米煮 30 分钟。

③加入菠菜段、枸杞子续煮 5 分钟，加盐调味。

美味解说：

菠菜中含有丰富的胡萝卜素、膳食纤维、维生素 C、钙、磷及一定量的铁等有益成分，有养肝补血、预防缺铁性贫血、保护肝功能的作用。

蒜炒茼蒿

材料：

茼蒿 200 克，蒜末、大豆油、盐各适量。

制作：

①茼蒿洗净，切段。

②热油锅，加入蒜末爆香，加入茼蒿段拌炒均匀。

③加盐调味，即可盛盘。

美味解说：

茼蒿所含的 β-胡萝卜素、维生素 B_1、维生素 B_2、维生素 C，以及钾、铁等矿物质，对于保护视力、预防高血压、保护肝功能都有不错的效果。

这样饮食很伤胃，不得胃炎才怪

"小张，你怎么吃上胃药了？"看着身后桌子上的药盒包装，曾老师奇怪地问道。

"哎，最近不是老加班嘛，都没法好好吃饭。下班也总约其他同事吃烧烤，可能是吃得太辣，伤到胃了。"小张解释道。

"吃一顿、两顿烧烤也不至于要吃上胃药吧。你得注意健康饮食啊，年纪不小了，别最后吃出胃病来，那就麻烦大了。"曾老师叮嘱道。

"可不是嘛，现在胃有点烧灼感，还经常腹泻，消化也不好，是得注意了。"小张有些内疚的样子。

"嗯，天气冷了，注意暖胃。还有，不吃早餐也会伤胃。你一会儿吃我买的这份早餐吧，是一份清淡的小米粥。"

"不用，我一会儿下去买一份早餐吧。谢谢曾老师关心。"说罢，小张立马动身。

健康解读

胃属于人体的一个消化器官，产生消化液协助肠道消化食物。胃病已经成为现代一种常见疾病，并且发病人群越来越年轻化，发病率占总人口的 20% 左右。

虽然胃具有强大的分解食物的能力，但其实它是非常脆弱的消化器官。如果没有养成良好的饮食习惯，容易损伤胃部，引发一系列不适症状。平时应该避免伤胃的行为，并学会科学养护我们的胃部。

这类伤胃行为，如嗜食重口味食物、饮食不定时、喜欢吃凉食及辛辣食物、不注意休息、吸烟喝酒、情绪紧张且压力大、滥用药物等，千万要杜绝。

俗话说，"胃病三分靠治、七分靠养"。受了伤的胃，需要坚持一段时间去好好调养。下面这三大养胃食材和三大养胃原则送给大家。

★三大养胃食材★

猴头菇

现代营养学认为，猴头菇是一种高蛋白、低脂肪、富含矿物质和维生素的食物，可提高免疫力、延缓衰老。同时，猴头菇中含有多种氨基酸和丰富的多糖体，能辅助治疗消化不良、消化性溃疡、神经衰弱等。因此，养胃者可以适当喝一些猴头菇猪骨汤或者猴头菇杂菌汤。

山药

山药是补脾养胃的最佳食物之一，其所含的黏蛋白可以保护胃黏膜，提高食欲。养胃者可以适当吃一些清蒸山药或喝一点山药红枣粥。

卷心菜

卷心菜被誉为"天然的养胃菜"，所含的维生素 K 和抗溃疡物质维生素 U 可以保护并修复胃黏膜。另外，卷心菜富含膳食纤维，能够润肠通便，可以加快胃肠道中毒素的排出，达到保护胃肠道的效果。

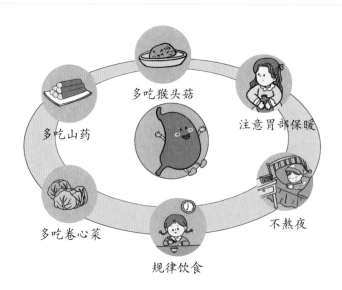

多吃猴头菇

注意胃部保暖

多吃山药

不熬夜

多吃卷心菜

规律饮食

★三大养胃原则★

良好的饮食习惯

定时定量，规律进食；食物的温度以中温为宜；细嚼慢咽；少吃或不吃煎炸食物及粗粮等含粗纤维太多的食物；忌辛辣油腻的食物。

不熬夜

经常熬夜会降低机体的抗病能力，还会削弱胃黏膜抵抗外界刺激的能力；常吃夜宵，会影响胃液的分泌，增加胃肠道消化负担。

注意胃部保暖

胃部会因外部天气寒凉而发生痉挛性收缩，从而引发胃痛、消化不良、呕吐、腹泻等症状，所以平时一定要注意胃部的保暖，不吃冷食，多喝温水。

小·食谱大营养

黑糯茶

材料：
黑糯米 80 克，红茶叶、丁香叶各 15 克，水适量。

制作：
①将炒制的黑糯米、丁香叶用纱布包裹，放进砂锅。
②加入红茶叶、水煮 5 ～ 10 分钟，煮至茶色红润透亮即可饮用。

美味解说：

黑糯米含有的花青素可以抗氧化，对胃黏膜有一定的保护作用；丁香叶含有的丁香油和丁香酚可以帮助修复胃黏膜。

小白菜鱼丸汤

材料：
小白菜 2 棵，鱼丸 100 克，白胡椒粉、盐、葱花、水各适量。

制作：
①小白菜洗净，切小段；鱼丸洗净。
②锅中加水煮沸，加入小白菜段、鱼丸煮 15 分钟。
③加盐、白胡椒粉调味，撒上葱花即可。

美味解说：

此款汤品以清淡、鲜香取胜，所用的鱼丸、小白菜均容易消化、吸收，养胃护胃功效出色，很适合经常胃部不适的男性食用。

难以忍受的脱发，和这些因素相关

近年来，脱发的男性越来越多。曾老师说，前几天他爱人跟他吐槽，她闺密的弟弟各方面条件都不错，找女朋友时，却因脱发总是"被分手"。

"脱发、谢顶这些看似并不太大的问题，却已经越来越受到人们的重视，甚至有从中年到青年蔓延的年轻化趋势。"曾老师分析。

"想一想，一个正值青春年少的英俊男生，如果发际线已经后移成'地中海'，那的确是一种遗憾。"胡老师补充道。

"前不久，还有很多朋友打电话问我哪里有好的植发机构，让我帮忙推荐。真是这样，头发不长在自己头上，就不知道啥是心急如焚啊。"小刘笑着插话进来。

健康解读

脱发分为生理性脱发和雄性激素源性脱发。前者一般每日脱落 70 ～ 100 根，属于正常的新陈代谢现象，还会有新的头发生长出来，不用担心。后者就是头发异常脱落的情况。我们说的谢顶、发际线后移、早秃、遗传性脱发，大多属于雄性激素源性脱发。

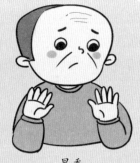

早秃

雄性激素源性脱发主要和遗传因素有关，发病机理与雄激素分泌过多等有密切关系。对男性患者来讲，可能发生在鬓角部位，逐渐出现脱发。女性患者也可能出现这种类型的脱发，以头顶部位头发开始脱落、稀疏、变细为主要表现。

曾老师说

　　如果你的脱发还没发展到几乎只剩一半的发量，先不要那么消极、悲观。建议先调理好作息和饮食习惯，可以有效改善脱发状况。实在不行，再考虑到专业机构进行植发吧，毕竟价格不菲。

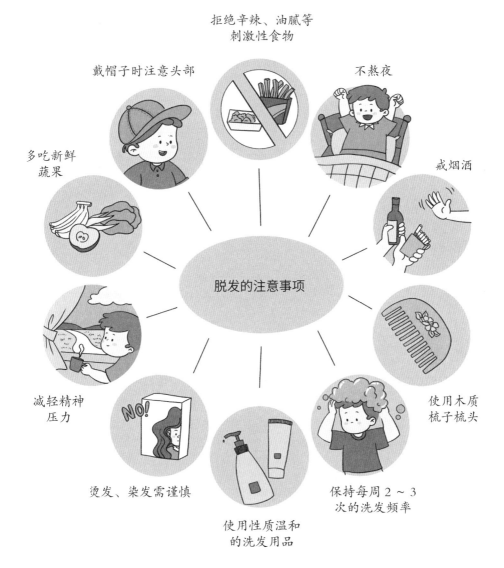

拒绝辛辣、油腻等刺激性食物

戴帽子时注意头部

不熬夜

多吃新鲜蔬果

戒烟酒

脱发的注意事项

减轻精神压力

使用木质梳子梳头

烫发、染发需谨慎

使用性质温和的洗发用品

保持每周 2 ～ 3 次的洗发频率

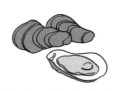
牡蛎含锌，多吃能护发

多喝牛奶防脱发

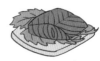
多吃三文鱼滋养头皮

防脱发饮食要点

每日吃点蓝莓抗氧化

多吃深绿色蔬菜

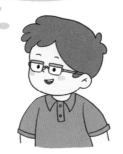
每周吃 1 ~ 2 次牛肉

多吃蛋类补充蛋白质

小·食谱大营养

核桑芝麻豆浆

材料：
核桃仁、干桑葚、黑豆、黑芝麻各 20 克，
白糖适量。

制作：
①将核桃仁、黑芝麻、干桑葚、黑豆（提前泡发 2 小时）放进豆浆机。
②选择"豆浆"功能，搅打 5 分钟。
③倒出后加白糖调味，即可饮用。

美味解说：

这款豆浆富含维生素 E、B 族维生素、矿物质、不饱和脂肪酸、花青素等，有生发、乌发、护发的作用。凡有大量脱发、头发枯黄等情况者都适合饮用。

凉拌海带绿豆芽

材料：
海带、绿豆芽各 150 克，橄榄油、白醋、白芝麻、盐各适量。

制作：
①海带洗净，切丝；绿豆芽洗净。二者焯水，沥干。
②大碗中加入海带丝、绿豆芽、橄榄油、白醋、白芝麻拌匀。
③加盐调味即可。

美味解说：

此款菜品中的橄榄油富含不饱和脂肪酸、维生素 E、维生素 A、维生素 C、钾、钙等，可以强韧发质，护发养发。经常掉发的男性不妨每周吃 2 ~ 3 次。

平稳降压，
食疗坚持很关键

"曾老师，下班了？路上注意安全啊！"新来的单位门卫王师傅热情地和曾老师打招呼。曾老师笑着回应道："是啊，王师傅，您也要注意身体。"

"哦，说到身体，我最近有点头晕，感觉头顶上紧箍着，不太舒服。不知道咋回事啊。"王师傅连忙咨询曾老师。

"哦？还有啥症状？""还有就是睡眠不太好，还有耳鸣。"

"王师傅，您这可能是血压升高造成的。出于健康考虑，建议您把烟戒掉，否则对身体很不好啊。同时，到医院做个详细的检查吧，平时得注意监测血压变化。"

王师傅有些着急："我的确是血压有些高，只是最近有点不舒服，平常控制得还可以。那还有啥要注意的呢？"

"作息要规律，保持好心情。哪天我有时间，再和你详细聊聊饮食注意事项。"曾老师见短时间说不完，先离开了。

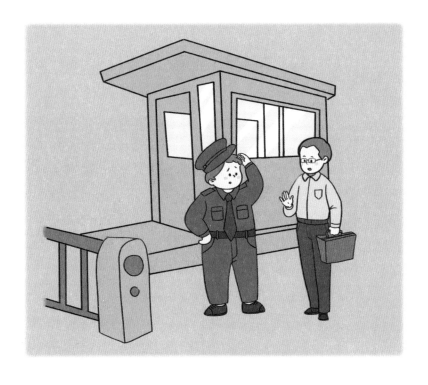

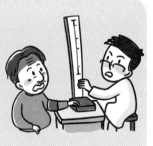

冬季天气寒冷，人体毛细血管收缩，很容易诱发血压升高。节假日的聚会一多，更容易因为暴饮暴食诱发血压升高。实际上，随着饮食水平的提高，人们对蔬果、肉类等种类的摄入更为丰富，也更方便，但是在饮食自如的情况下，却往往忽视锻炼身体，因此，越来越多的人开始肥胖。

社会竞争日趋激烈，每个人的工作压力越来越大。如果长期处在紧张状态下，很容易引起交感神经过度兴奋而导致高血压。

表面上，高血压看似对我们人体的影响不太明显，但是血压控制不好，久之，容易并发高脂血症、冠心病、糖尿病等。因此，要格外重视。

曾老师说

为达到平稳降压，确保身体安全，我们需要在以下 4 个方面下功夫。

1. 确保低盐饮食

盐分摄入过多，容易导致血容量增高，使血压升高，久之，还会影响血管功能。因此，高血压患者每日盐分的摄入量不要超过 5 克，最好控制在 3 克以内。

2. 控制饮品

不喝咖啡、过浓的茶及高糖饮料；尽量不饮酒，若无法避免，建议白酒每日摄入不超过 50 毫升，啤酒不要超过 330 毫升，红酒不要超过 200 毫升。

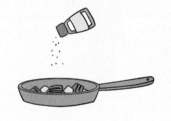

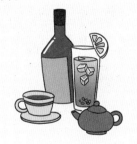

3. 多摄入蔬果

每日摄入的蔬菜控制在 500 克左右，深绿色蔬菜至少占 1/2（250 克）。每日摄入的水果控制在 200 ～ 350 克。摄入其中丰富的维生素和矿物质，有利于控制血压。

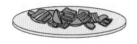

4. 尽量避免高脂、高糖饮食

大量的脂类和糖分摄入会引发肥胖，造成血脂、血糖升高，最终与高血压产生协同作用，反而诱发一系列代谢综合征。

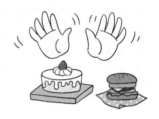

小·食谱大营养

魔芋芹菜炒肉片

材料：

魔芋条 200 克，芹菜 100 克，猪瘦肉 200 克，盐、橄榄油各适量。

制作：

①魔芋条冲洗净，芹菜洗净切菱形块，猪瘦肉洗净切片。

②炒锅加油烧热，放入猪瘦肉片炒匀，加入魔芋条、芹菜块炒至肉片变白。

③加盐调味，即可盛盘。

美味解说：

魔芋低热量、高纤维，含有的葡甘露聚糖成分可以辅助降低胆固醇；芹菜富含钾和粗纤维，可以利尿降压、促进排便。因此，此菜很适合高血压人群食用。

洋葱彩椒炒肉

材料：

洋葱、彩椒各 80 克，猪瘦肉 200 克，橄榄油、盐各适量。

制作：

①洋葱、彩椒洗净，切丝；猪瘦肉洗净，切丝。

②热油锅，加入洋葱丝、彩椒丝拌炒，加入猪肉丝炒至变色。

③加盐调味即可。

美味解说：

此款菜品中的洋葱和彩椒都是保健类蔬菜，对心脏病或动脉硬化性疾病有辅助治疗的作用，还可以辅助降血压、降血脂、降血糖，保护血管。

这些食物要多吃，防治前列腺增生有奇效

"同学们，提到'前列腺增生'这个词，你们会想到什么？"曾老师在白板上写下这几个字后，转身问大家。

"尿频、尿急、尿不尽！"有一位男学员半开玩笑地抢答道。

"严重影响夫妻生活，或者慢慢告别夫妻生活了吧。"另一位学员笑说。

"会不会发展为前列腺癌啊？"最前排戴眼镜的学员严肃地问道。

"你们提的这些问题都很好，还有吗？"曾老师点点头。

"老师，我……我其实去年就有前列腺增生了。目前除了用药，主要想尝试一下食疗，但不知道哪些食物更适合。"角落里有一位学员低声说道。

"老师，前列腺增生是不是只有男性才会得啊？那平时怎么预防呢？"也有学员对如何预防比较感兴趣。

见大家讨论得这么激烈，曾老师开始了本堂课的讲解。

健康解读

前列腺是男性特有的性腺器官，是男性精液最后合成、成熟的地方，位于膀胱和后尿道之间的位置。因所处位置是生殖系统的最前方，因此称作前列腺。

前列腺增生，通俗地讲，就是前列腺异常增大，在不应排尿时排尿次数增多，尿意明显甚至尿失禁；在排尿时，等待时间长，尿线细、射程短，甚至排不出；排尿后，仍有尿意，滴滴答答尿不尽。

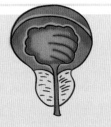
正常前列腺

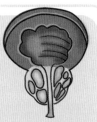
增生的前列腺

秋冬季节是前列腺增生的高发季节，40岁以上人群多见。截至目前，前列腺增生的病因还不十分明确，无法真正彻底治愈，所以预防很关键。

曾老师说

有研究发现，前列腺液中含有一定量的抗菌成分，主要是锌。大部分前列腺疾病患者中，其前列腺液中的锌含量明显降低。但随着前列腺疾病症状的改善和治愈，前列腺液中的锌含量逐渐恢复正常。因此，建议前列腺炎患者多选择有利尿作用的食物，以促进排尿通畅；同时多吃含锌丰富的食物，增强抗炎、抗菌能力。

南瓜子

有丰富的维生素 E、不饱和脂肪酸，被称为前列腺的"天然守护神"，是预防前列腺疾病的理想食物。

西蓝花

西蓝花中含有大量的抗癌植物营养素——萝卜硫素和吲哚，能降低前列腺癌发病风险。

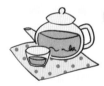

绿茶

绿茶中的抗氧化成分——儿茶素可增强抗体免疫力，降低前列腺癌发病风险。

干果、杂粮

多吃含有丰富微量元素和 B 族维生素的干果、杂粮，如开心果、核桃仁、腰果、大麦、糙米等可以增强机体抵抗力。

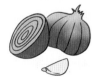

洋葱、蒜

经常食用洋葱、蒜，有很好的抗菌、抗炎作用，对预防前列腺增生大有好处。

车前草

车前草有很好的利尿、祛痰、降压作用，很适合排尿不畅的前列腺增生患者作为食疗使用（宜用鲜车前草）。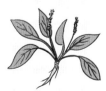

槐花

槐花富含多种维生素、芦丁、槲皮素、鞣质及矿物质，有利于病变的前列腺恢复健康。可以做成槐花茶饮用。

苹果

苹果中含有丰富的锌元素，这种元素是前列腺的重要抗菌元素。长期食用，还有利于增强机体抵抗力。

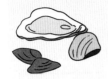

海产品

海产品如生蚝、白贝、蛤蜊等富含锌元素，男性可以适当多吃。

小·食谱大营养

芹菜炒螺肉

材料：

芹菜 100 克，大螺肉 200 克，盐、蒜末、橄榄油各适量。

制作：

①芹菜洗净，切斜段；大螺肉洗净，切片。

②油锅加热，放入蒜末炒匀，加入芹菜段、大螺肉片炒 10 分钟。

③加盐调味即可。

美味解说：

芹菜、大螺肉本身具有滋阴、利尿的作用，且富含促进钠盐排除的钾元素，很适合排尿淋漓不尽的前列腺增生患者食用。

生蚝紫菜汤

材料：

生蚝 5 个，紫菜 50 克，盐、白胡椒粉、葱花、水各适量。

制作：

①生蚝洗净，取肉；紫菜泡发。

②锅中加水煮沸，放入生蚝、紫菜煮 10 分钟。

③加盐、白胡椒粉调味，撒上葱花即可。

美味解说：

此款汤品很适合男性用于防治前列腺疾病。生蚝富含锌，利于前列腺抗菌、消炎；紫菜富含钾，有促进排尿的作用。

总是精力不足人疲惫，这些食物来帮你

午餐时间，曾老师的高中同学小张忽然在微信上发来一段消息：

"老曾，我有点难言之隐。最近感觉身体发虚啊，想着好好补补。但市面上那么多补肾壮阳的药，让我无从下手，不知道怎么选购。你有啥高招？"

曾老师一看，原来是平常性格内向的小张，看来这是真着急了。他回复道："把自己的身体交给所谓的补肾壮阳药有风险，很多中医中药的调理及使用都要讲究辨证论治，不能盲目使用，还是用最安全的办法来养护身体吧。"

很快，小张那边又回过来一条消息："啥办法最安全？"

"当然是食补。只要对应补充一些身体必需的营养素，就能保护和增强肾的正常功能，调养好全身，对肾才是最好的养护。"曾老师回复。

健康解读

现在的男性朋友，或多或少都有一些健康问题，比如腰酸背痛、失眠、遗精、早泄、肾功能下降等，加上工作、生活压力大，经常熬夜加班，饮食、作息不规律等，都是导致男性出现精力不足的原因。长此以往，必然影响到身心健康，甚至影响到男性最为看重的性功能。

精力不足，一般属于中医"肾虚"的范畴，经常伴有腰痛、头晕、耳鸣、腰膝酸软、夜尿增多等。从传统的中医营养学角度来看，很多食物都能起到补肾强身的作用。从现代营养学的角度来讲，性功能不足主要与 3 种营养素缺乏相关，一是锌，二是番茄红素，三是维生素 E。

精力不足的诱因	精力不足的表现
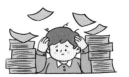 工作压力大	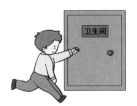 尿频、尿急
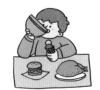 暴饮暴食	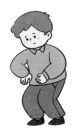 手脚无力
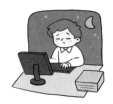 熬夜加班	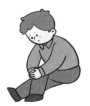 关节酸软
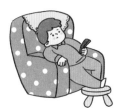 不运动	头痛头晕
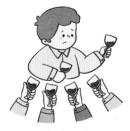 经常喝酒应酬	

曾老师说

　　锌，对维护男性正常性功能和保护生殖系统有帮助，生蚝、牡蛎等海产品含锌量丰富，可以多吃。

　　番茄红素的抗氧化功效强大，对前列腺有很大好处，可以有效清除前列腺的自由基，保护前列腺组织。西红柿、西瓜、葡萄柚等红色食品所含番茄红素较多。

　　维生素 E，是男性每日都要确保摄入的营养素，可以促进性激素分泌，增加男性精子数量和活力。粗粮、坚果、瘦肉、植物油等含维生素 E 较丰富。

　　为了让大家更好地从食疗角度补肾强身，我给广大男性朋友推荐"一周养肾食疗方"（如右表）。

周一	韭菜炒猪腰花
周二	生蚝紫菜汤
周三	枸杞子板栗猪骨粥
周四	黑芝麻黑豆米糊
周五	黑豆何首乌鹌鹑汤
周六	芡实莲子猪肚汤
周日	生姜炖羊肉

小·食谱大营养

香煎金枪鱼

材料：
金枪鱼 200 克，芦笋 80 克，黑胡椒粉、盐、橄榄油各适量。

制作：
①金枪鱼处理干净，切大块；芦笋洗净，切段。
②热油锅，加入芦笋炒至断生，盛盘；加入金枪鱼煎至两面金黄，盛盘。
③撒上盐、黑胡椒粉调味即可。

美味解说：

此款菜品富含不饱和脂肪酸、钙、膳食纤维、优质蛋白质等，可以保护大脑神经，补充体力，增强体质，缓解精力不足的症状。

腰果豆腐汤

材料：
生腰果 80 克，豆腐 100 克，葱花、盐、橄榄油、水各适量。

制作：
①腰果洗净，切碎；豆腐洗净，切丁。
②热锅加油，加入生腰果碎炒香，加水煮沸后加入豆腐丁煮片刻。
③加盐调味，撒上葱花即可。

美味解说：

此款汤品清香可口，其中的镁、钙、卵磷脂、蛋白质、不饱和脂肪酸尤其丰富。镁元素的补充，对身体能量的影响非常重要，可以改善精力不足的情况。

在外就餐、点外卖，这样选择护健康

"您好，您的外卖到了。"外卖小哥将午餐送到办公室门口，匆匆离开了。

"我的天啊，怎么全是肉？胡老师，您也是懂营养学的人，怎么'明知故犯'，不爱惜自己的身体呢？"曾老师半开玩笑地对胡老师说。

"嘴巴馋！哈哈，下不为例。"胡老师笑得灿烂，让本来肉肉的脸更显圆了。

"这怎么还来一杯甜饮料啊？这不是'毒上加毒'吗？"曾老师装作严肃。

"这是店家送的，不喝，可惜了啊。要不送给您吧。"胡老师哈哈笑着。

"算了吧，我还是喝我的黑枸杞子茶保健康吧。"曾老师笑着回应，端起桌上泡好的养生黑枸杞子茶品起来。

健康解读

外出就餐或点外卖在全国大中小城市已经相当普遍，除了方便快捷，更多人认为外边的饭菜比自己在家里做的好吃，口味重、香辣可口。即便不是工作日，也很少在家自己做饭了，都爱去一些网红食品店打卡觅食。

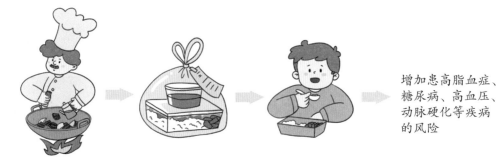

添加过多调料及食用油　　看起来美味的外食　　摄入高脂、高糖、高盐食物　　增加患高脂血症、糖尿病、高血压、动脉硬化等疾病的风险

实际上，每个餐馆为了获得更多回头客，都会在食物的色、香、味方面下足功夫，但其中添加的调料，难免会让菜品所含的脂肪、糖分及盐分更高。长期吃外食，人体每日必须摄入的膳食纤维和各种维生素、矿物质、抗氧化营养成分便无从保障，久之影响身体健康。

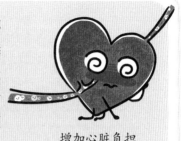

增加心脏负担

所以，很多在外打工的男性朋友，因经常应酬加班（大鱼大肉），长时间摄入外卖餐食，导致肥胖风险居高不下，甚至有患糖尿病、高脂血症、高血压、冠心病、高尿酸血症的潜在风险。

曾老师说

如果实在没有条件实现自己在家烹调就餐，为了保证饮食安全与身体健康，关于在外就餐或网上点餐，我给大家支七大招。

七大招	具体方法
1. 选择正规餐馆	选择环境干净卫生、有营业执照的餐馆
2. 注意个人卫生	如果在外就餐，尽量选择经过清洗消毒的套装餐具
3. 荤素搭配	如果是一个人食用，按照自己的食量保障有荤、有素即可。另外，可以多选择一些清蒸、炖煮、汆水、凉拌等低油、低糖、低盐类菜肴
4. 选择熟透的食物	尽量不要生食生鱼片等可能含有多种鱼源性寄生虫的食物
5. 保证蛋白质	一定要保证优质蛋白质的摄入，如肉类、鱼虾等
6. 多选粗粮	避免一味选择精白米面，全谷、杂粮等是不错的选择
7. 拒绝高糖饮料	有时候为了促销，外卖餐馆的饮料往往是兑水做成的，添加剂多、糖分高，要避免饮用

下面了解一下自己在家做饭的益处，好好为自己和家人的健康下厨吧。

1. 自己做饭，可以保证洁具卫生、食材新鲜、烹调健康和调料合理。

2. 在家做饭，碗筷需要收拾，这个"小麻烦"反而会让自己的身体有所运动，对促进食物消化大有好处。

3. 促进家人之间的感情，营造温馨的家庭氛围。有研究发现，经常自己在家动手做饭的人，比不做饭的人幸福感更强，更能体会与家人亲密相处的美好，珍惜温馨和谐的家庭氛围。

4. 经济划算。在外点餐或点个外卖，少则二三十元，多则两三百元。在家吃饭很划算，居家过日子不会花冤枉钱。自己在家做饭，这类吃饭的支出可以花得更经济划算。

小·食谱大营养

鸡肉香菇粥

材料：

鸡肉100克，水发香菇80克，粳米80克，姜丝、葱花、盐、水各适量。

制作：

①鸡肉洗净切小块，香菇洗净切片，粳米洗净。

②锅中加水，加入粳米、鸡肉煮沸后转小火煮20分钟。

③加入香菇片、姜丝、葱花续煮5分钟，加盐调味即可。

美味解说：

这款粥品富含优质蛋白质、碳水化合物和香菇多糖等，可以增强人体免疫力。把这款粥品作为午餐，代替高油、高盐的外卖餐食，很不错。

西葫芦炒肉片

材料：

西葫芦100克，猪瘦肉150克，盐、稻米油、蒜末各适量。

制作：

①西葫芦洗净，切片；猪瘦肉洗净，切片。

②热油锅，下蒜末爆香，加入猪瘦肉片炒至变色，加入西葫芦片拌炒。

③加盐调味即可。

美味解说：

此款属于低脂、低碳水化合物、低热量菜品，富含膳食纤维、蛋白质、矿物质等，且容易消化，可以作为男性朋友平常带去公司的午餐，健康又营养。

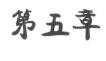

第五章

做孩子的营养顾问，
呵护茁壮成长智力高

孩子长高黄金期，
加强营养倍长个儿

曾老师下班时，在小区门口碰见刚接孩子放学回来的刘姐。

"刘姐，接孩子回来了？"

"是啊，您也下班了？"

"嗯。刘姐，我怎么看你儿子不太高兴的样子呢？"

"哎呀。这不是秋季运动会嘛，他一直想当旗手做领队，结果因为个子太小，没被选上。"

"哦，这样啊。他这个年龄，长个儿不是大问题，补足营养，对保证他成年以后的骨骼质量很有好处。"

"嗯。那我听您这个专家的话，一定要给我们好好推荐一些合适的食物搭配。"

"好。其实，孩子在任何一个生长发育阶段，科学合理地搭配各种食物，获取均衡营养都很重要，尤其要多补充一些可以给孩子身体发育提供助力的食物，肉、蛋、奶类都不能少。"曾老师分析。

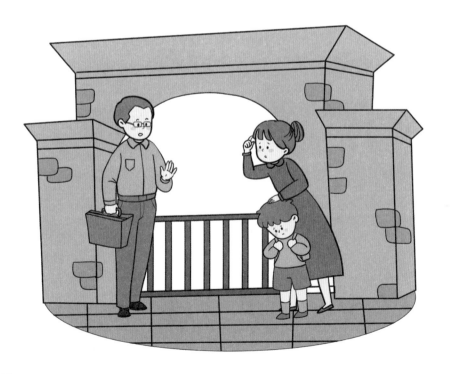

健康解读

　　孩子长高是有一定规律可循的，家长应该掌握自家孩子长个儿的规律，帮助孩子健康成长。实际上，孩子骨骼的发育与多种营养素相关。此外，合理的营养、科学的饮食也会起到事半功倍的效果。需要注意的是，任何一种单一食物都不具有助长功能，孩子长个儿需要多种营养素协同"作战"。因此，均衡膳食尤其关键。

　　想要孩子个头高，钙是必不可少的元素，它是骨骼生长发育的重要成分，如果钙缺乏，儿童时期会出现佝偻病，直接影响生长发育。除了钙，在儿童生长发育过程中，维生素 D、维生素 K_2、蛋白质、锌等都各有重要的作用，不可或缺。

曾老师说

　　想要孩子正常长个儿，建议家长掌握一些能够帮助其长高的方法，做好孩子长高的"助力军"。下面一起来看看具体怎么做吧。

补充蛋白质

　　人体生长发育越快，越需要补充蛋白质，鱼、虾、瘦肉、禽蛋、花生、豆制品中富含优质蛋白质，应注意多补充。

补充维生素

　　维生素是维持生命活动的要素，尤其是维生素 A、B 族维生素、维生素 C 和维生素 D。平常除了多吃蛋类、禽肉、鱼等食物，还要多吃深绿色和红黄色蔬菜来补充维生素。

补充矿物质

　　只有长骨中骺软骨细胞不断生长，人体才会长高，而钙、磷等矿物质是骨骼的主要成分。建议多补充牛奶、虾皮、豆制品、排骨、海带、紫菜等含钙、磷丰富的食物。

户外活动，多晒太阳

　　带孩子多到户外活动，增加紫外线照射的时间，利于其体内合成维生素 D，促使胃肠对钙、磷元素的吸收。

保证充足睡眠

　　充足的睡眠不仅可消除疲劳，而且入睡后，孩子生长激素分泌旺盛，持续时间较长，利于长高。

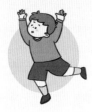

适当的体育锻炼

　　经常参加跳高和健脑的体育锻炼，能促进全身血液循环，保证骨骼、肌肉和脑细胞得到充足营养。

小·食谱大营养

胡萝卜豌豆炒鸡蛋

材料：
胡萝卜 1 根，鸡蛋 2 个，豌豆 80 克，葱花、盐、白糖、橄榄油各适量。

制作：
①胡萝卜洗净切粒，鸡蛋打散搅匀，豌豆洗净。
②起油锅加热，将蛋液入锅，炒至八分熟后盛出。
③热锅，爆香葱花，放入胡萝卜粒和豌豆翻炒。
④加入盐、白糖、鸡蛋翻炒几下即可。

美味解说：

　　鸡蛋和豌豆含丰富的蛋白质、脂肪、维生素、铁、钙及钾等营养素，胡萝卜中含有丰富的胡萝卜素和膳食纤维。此菜品非常适合正在长个儿的孩子（3 岁以上）食用。

小白菜香菇汤

材料：
小白菜 80 克，水发香菇 3 朵，葱花、盐、橄榄油、水各适量。

制作：
①小白菜洗净，切碎；香菇洗净，切碎。
②热油锅，加入葱花煸香，加入香菇碎炒匀。
③加入小白菜碎、适量水煮沸，加盐调味。

美味解说：

　　此款菜品中的小白菜含有丰富的钙、铁和维生素 C、胡萝卜素，香菇中的氨基酸、蛋白质丰富。这道菜既能润滑宝宝的肠道，也有助于补钙长高。

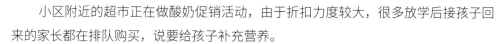

甄别 5 种孩子特殊阶段不能吃的食物

小区附近的超市正在做酸奶促销活动，由于折扣力度较大，很多放学后接孩子回来的家长都在排队购买，说要给孩子补充营养。

"我家老二这么小，能喝酸奶吗？"有位妈妈抱着 2 岁左右的男宝宝，领着 3 岁大的女宝宝，前来咨询销售人员。

"我家宝宝 8 个多月大就断母乳了，不喜欢喝配方奶粉，也不爱喝纯牛奶，偏偏爱喝酸奶。但是网上说这个年龄段的宝宝不能喝酸奶。到底可不可以喝啊？"一位宝爸也关切地咨询销售人员。

"这个我不太好说，具体要怎么来划分年龄段呢？我也不是专家啊。"销售人员一脸懵。

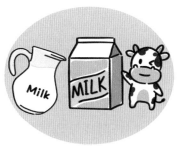

"2 岁以下宝宝的身体尚未发育完善，可能消化不了酸奶。建议等宝宝 2 岁以后才给他/她喝一点，但注意别空腹喝，最好是常温下喝。"下班路过的曾老师热心地给家长建议道。

健康解读

想要孩子健康成长，除了要保证睡眠、加强锻炼，多吃有益长高和保健的食物，还应特别注意避免低营养的食物（营养成分少、营养价值低的食物），以免孩子出现多种不适症状，如腹泻、腹痛、呕吐、消化不良、偏食等。

油炸食品、膨化食品、罐头类制品等在制作过程中营养成分损失多，又使用了各种添加剂，如香精、防腐剂、色素等，营养价值低。

过多吃糖果、喝含糖饮料等，会影响体内脂肪的消耗，造成脂肪堆积，还会阻碍钙质代谢，影响孩子长高。

同时，以下 5 种食物，不建议给特殊阶段的孩子食用。

★ 甄别 5 种孩子特殊阶段不能吃的食物 ★

1 6 个月内的宝宝不能吃大豆及豆制品

大豆含有一种特殊的植物雌性激素，摄入量过大，会引发类似雌性激素摄入过多而产生的诸多不良反应；豆制品容易导致较小宝宝出现过敏反应，引起腹泻或皮炎等。

2 1 岁以内的宝宝不能吃盐

这是因为宝宝的肾脏发育尚不完善，过多的盐分摄入会加重其肾脏负担，对身体健康不利。

3 2 岁以内的宝宝不能喝酸奶

酸奶是牛奶经乳酸菌发酵而成的，对宝宝的机体发育有保健作用，但是对 2 岁以内的宝宝来说，他们的消化功能发育不全，不能应对酸奶中的乳酸菌；加上市面上的酸奶中也多添加了糖分，让宝宝更难以消化，容易造成呕吐、腹泻等症状。

4 3 岁以内的宝宝不能吃巧克力

巧克力为高热量食品，脂肪含量极高，但蛋白质含量极低，营养成分比例失调，不符合 3 岁以内的宝宝成长发育所需。

5 5 岁以内的宝宝不能吃腌制食品

咸鱼、咸菜、咸肉等腌制品含有大量亚硝酸盐，是最常见的致癌物质之一；高盐的腌制品也容易诱发宝宝成年后的高血压。在此年龄段进食腌制品的宝宝，成年后患癌的风险相应增高。

曾老师说

除了牢记以上孩子特殊发育阶段不能吃的食物，还可以多摄取以下 8 种适合孩子的食物，有效均衡营养，增强抵抗力。

胡萝卜
富含胡萝卜素，保护视力

西红柿
富含维生素，提高抗病能力

小米
富含B族维生素，养胃

蘑菇
富含多糖和膳食纤维，提高免疫力

酸奶（2岁以上宝宝）
调节肠道菌群环境，促进消化

豆浆（1岁以上宝宝）
富含优质不饱和脂肪酸，促进发育

山药
健脾益胃，增强免疫力

苹果
富含锌，促进食欲和消化吸收

小·食谱大营养

果仁黑芝麻糊粥

材料：
熟黑芝麻、核桃仁、花生仁、松子仁各20克，大米、冰糖、水各适量，牛奶200毫升。

制作：
①将所有果仁倒入搅拌机打碎。
②把打碎后的成品与大米一起入锅，加水煮沸。
③改小火续煮20分钟，加入冰糖和牛奶搅匀即可。

美味解说：

此粥品含有丰富的维生素E、维生素A、矿物质及优质不饱和脂肪酸，适合3岁以上的孩子当作营养早餐食用。

苹果土豆糊

材料：
苹果1个，土豆80克，乳酪适量。

制作：
①苹果和土豆都去皮，切小块。
②土豆块蒸熟后压成泥；苹果块用搅拌机搅打成泥。
③土豆泥、苹果泥混匀，趁热加入乳酪拌匀。

美味解说：

此款辅食中的蛋白质、维生素C、B族维生素和钾、钙尤其丰富，口感好，容易消化吸收，是一款很容易爱上的美味辅食。

常吃这6道菜，
比吃钙片更补钙

前几天有位小区的宝妈愁眉苦脸地问："曾老师，我的孩子刚开始上幼儿园，但他最近睡不好，总是又哭又闹。他奶奶说可能是缺钙，这个说法有科学根据吗？"

曾老师分析道："别急，孩子缺钙一般会有以下几个信号，你不妨先对照一下，如睡觉时出汗；睡眠质量差，半夜哭闹；日常焦躁不安，情绪无常；有枕秃现象；走路慢，站立不稳；小腿经常抽筋，指甲有斑点等。可以先判断一下，再考虑是否需要补钙。"

宝妈听了，觉得有好几项都比较符合她孩子目前的表现，频频点头。

"如果实在担心，建议你先带孩子去医院做进一步的咨询和检查，到时再有针对性地补充就好了。"曾老师接着建议，示意宝妈不必太担心。

不过缺钙并不可怕，日常给孩子常做这6道菜吃，比吃钙片更补钙呢！

中国居民每日钙推荐摄入量

人群	钙（RNI）
0 岁～	200 毫克
0.5 岁～	250 毫克
1 岁～	600 毫克
4 岁～	800 毫克
7 岁～	1000 毫克
11 岁～	1200 毫克
14 岁～	1000 毫克
18 岁～	800 毫克
50 岁～	1000 毫克
65 岁～	1000 毫克
80 岁～	1000 毫克

来源：中国居民膳食营养素参考摄入量（2013 版）。

健康解读

★虾皮蒸蛋羹★

虾皮中含有丰富的蛋白质和矿物质，钙的含量极为丰富，有"钙库"之称，是缺钙者补钙的较佳食物来源，特别适合孩子。

★紫菜腐竹汤★

钙与镁的摄入比例为 2：1 时，最利于钙的吸收及利用。腐竹是富含钙的豆制品之一，而紫菜被称为"镁元素的宝库"，两者一起煲汤，可谓补钙健骨的完美搭配。

★青红椒炒海带丝★

海带被称为"长寿菜"，所含胶质能帮助人体排出毒素，增强人体的代谢功能；加上青椒、红椒的点缀，从颜色、口感和营养价值上讲，都能获得大人和孩子的喜爱。

★芝麻酱拌菠菜★

芝麻是钙的"宝库"，每 100 克芝麻含钙 780 毫克，高于豆类和蔬菜；菠菜中富含的维生素 K，是骨钙的形成要素。芝麻酱拌菠菜，香而不腻，在补钙的同时增加维生素 K 摄入，可以大大增强补钙效果。

★雪里蕻煮豆腐★

雪里蕻被称为"补钙之王"，含钙量是牛肉的数十倍。这道菜中，两者都是高钙食材，其中的豆腐还能调和肠胃、补充优质蛋白质，可谓性价比超高的补钙佳肴。

★黄豆炖猪蹄★

黄豆钙含量丰富，猪蹄中含有丰富的胶原蛋白。两者搭配，适合作为孩子的营养午餐。

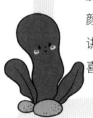

从食物中补钙是最自然，也是最经济的方法。记住以下几种含钙量胜过钙片的食物，平常尝试给孩子变着花样做一做吧。

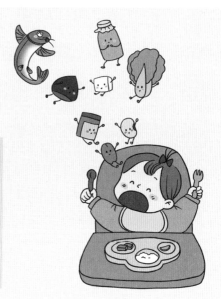

- 榛仁　　芸豆
- 燕麦　　苋菜、小油菜
- 泥鳅　　芝麻酱
- 牛奶　　豆干

小·食谱大营养

雪里蕻煮豆腐

材料：
雪里蕻 200 克，豆腐 100 克，葱花、盐、橄榄油、水各适量。

制作：
①雪里蕻洗净切末，豆腐洗净切丁。
②油锅加热，加入葱花炒香，加入雪里蕻末和豆腐丁。
③加适量水煮 10 分钟，加盐调味即可。

美味解说：

此菜品富含钙质、优质蛋白和卵磷脂，可以促进宝宝大脑发育，促进骨骼生长，预防佝偻病。

蛋花鱼汤

材料：
豆腐 100 克，鱼泥 80 克，鸡蛋 1 个，葱花、姜丝、盐、水各适量。

制作：
①豆腐切丁；鱼泥加少许盐拌匀。
②锅中加水煮沸，加入姜丝、豆腐丁、鱼泥煮 5 分钟。
③打入蛋液，加入盐、葱花拌匀即可。

美味解说：

本品富含钙、磷、卵磷脂、氨基酸和蛋白质等，能满足宝宝的身体发育需要，利于大脑发育。

智力发育关键期， 抓紧补足这3种营养素

邻居宝妈小蝶轻轻敲响曾老师的家门。曾老师一开门，小蝶就开始着急地咨询："曾老师，我家宝宝奶粉罐上的成分表里有'磷脂'，这是什么呀？会不会对宝宝的健康有影响？好像平时很少听说这个词，是食品添加剂吗？"

"'磷脂'并不是什么食品添加剂，而是重要营养素之一，有益于婴幼儿生长发育。

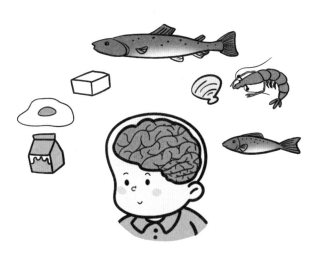

尤其是磷脂中的卵磷脂，可以有效提高宝宝的学习和认知能力。"曾老师一边分析，一边示意小蝶进屋坐着聊。

"是的，你家宝宝刚满1岁，而3岁前正是宝宝大脑和智力发育的关键时期，平时一定要多让宝宝摄入卵磷脂、DHA和牛磺酸这3种营养素，促进智力发育的效果很不错。"有丰富带娃经验的曾老师爱人补充道。

健康解读

★卵磷脂★

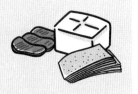

卵磷脂是构成磷脂的一部分，存在于每个细胞中。对胎儿、婴儿来说，在大脑形成及发育的关键时期，卵磷脂可以促进大脑神经系统与脑容积的增长、发育。因此，女性备孕时可根据需要适当补充卵磷脂。尽管人体的肝脏可以分泌卵磷脂，但孩子的肝功能尚不健全，建议从膳食中为孩子补充适量的卵磷脂。

★ DHA ★

俗称"脑黄金"，是脂肪家族的一员，是孩子大脑和视网膜的重要成分，也是促进和维持神经细胞生长的主要成分，因此，对孩子智力和视力的发育极为重要。

★ 牛磺酸 ★

牛磺酸是一种氨基酸，以游离状态广泛分布在人体各个组织和器官中。如果牛磺酸在脑内含量丰富，可以明显促进神经系统的生长发育和细胞增殖、分化，促进大脑智力发育。另外，它对维持孩子体内旺盛的代谢也有帮助，还能促进肠道对铁的吸收。

曾老师说

3 岁以前是孩子大脑和智力发育的关键时期。孩子 3 岁前，可以多补充富含这 3 种营养素的食物。下面这个表有很好的总结及提炼作用，收藏起来吧。

营养素	功效	食物来源
卵磷脂	可以提高孩子的学习及认知能力	主要来源于蛋黄、豆腐、牛奶、动物内脏及酵母
DHA	可以增强孩子的记忆力、思维能力和心理承受力，提高智力	主要来源于各类海鱼、虾蟹、贝类、海带及蛋黄
牛磺酸	可以增加孩子脑细胞数量，改善记忆力，提高视觉敏感度	主要来源于母乳、生蚝、虾等，鱼类中的青花鱼、沙丁鱼等牛磺酸含量也很丰富

温馨贴士

鸡蛋的蛋黄中含有丰富的卵磷脂，当孩子开始添加辅食后，如果确认对蛋黄不过敏，那么可以继续给他适量食用。如果出现过敏反应，如皮肤瘙痒、腹泻、腹痛、呕吐等，建议换其他同样富含卵磷脂的食物。

虽然方头鱼、旗鱼、枪鱼中DHA含量很丰富，但因这些鱼的汞含量较高，不建议给孩子吃。

虽然牛磺酸有利于促进大脑功能的发育，但胃肠功能不好的孩子最好少摄入，否则可能导致胃肠功能紊乱，引起腹泻、腹痛的情况。

小食谱大营养

核桃蛋黄蒸豆腐

材料：
核桃仁80克，熟蛋黄1个，内酯豆腐200克，酱油、葱花各适量。

制作：
①核桃仁、熟蛋黄分别捣碎。
②内酯豆腐上放捣碎的核桃仁、熟蛋黄，上锅蒸5分钟。
③出锅后淋上酱油、撒上葱花即可。

美味解说：

卵磷脂是孩子大脑发育必不可少的营养物质，蛋黄、豆腐中的卵磷脂含量丰富，且核桃仁富含有益大脑的不饱和脂肪酸，是为孩子增强脑力的不错选择。

三文鱼土豆粥

材料：
土豆、胡萝卜各50克，三文鱼100克，盐、水、大米、葱花各适量。

制作：
①土豆、胡萝卜去皮，切丁；大米淘洗干净；三文鱼切丁。
②锅中加水煮沸，加入大米煮20分钟，转小火，加入三文鱼丁、土豆丁、胡萝卜丁续煮20分钟。
③加盐调味，撒上葱花即可。

美味解说：

这款粥品有很高的营养价值，富含DHA、EPA等不饱和脂肪酸，以及矿物质、维生素C和胡萝卜素等，可以促进孩子大脑发育，增强记忆力。

家长常做这碗汤，孩子胃口佳、消化好

"老曾啊，不知怎么了，我家宝宝突然不想吃饭，肚子鼓鼓的，拉出来的大便有酸臭味，还有口臭。他是'上火'了吗？"正准备吃晚饭的时候，曾老师电话那头响起了朋友老李的声音。

"那你家宝宝睡觉情况如何？"曾老师问得详细一些。

"他啊，哎，晚上睡觉时老是翻来滚去，身体扭来扭去，还哭闹个不停。我们全家人都没能睡一个好觉。"老李有点无奈的语气。

实际上，这是宝宝消化功能尚未完善而出现的积食现象。后来，曾老师给老李推荐了一款简单、易制作的消食水——苹果山楂水，可以快速起到健胃消食的作用，改善宝宝积食的状况。果然，过了1周，老李抱着宝宝上门感谢曾老师推荐的"食疗秘方"。

健康解读

很多年龄比较小的孩子都容易出现积食的情况。如果孩子总是发生积食，很有可能是喂养不当、吃东西没有节制、爱吃凉食或油炸食物及胃肠功能不够成熟完善所引起的。发生积食后，孩子会表现出胃口差、腹胀、恶心反酸、烦躁不安、便秘、口臭或放屁臭等症状。

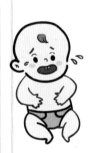

虽然积食不算太严重的疾病，但如果长时间不加以调理，会影响孩子对各种营养素的吸收，不利于健康发育。

我们可以根据孩子积食的病因来做好相关预防措施，尽量减少孩子积食的发生。

调理方法一般有以下 3 个方面：

1. 腹部按摩。给孩子顺时针按摩腹部，促进胃肠蠕动和消化。

2. 食用营养保健品。给孩子吃一些健胃消食片、益生菌（先咨询执业药师）。

3. 食疗改善。给孩子做点苹果山楂水、山药粥、胡萝卜粥、小米粥等进行食疗调理，增强消化功能。

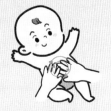 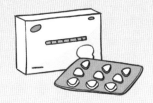 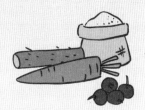

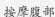

按摩腹部　　　　　　吃健胃消食片　　　　　　吃健胃食物

曾老师说

除了以上 3 个方面，我想着重给大家推荐一款百试百灵的消食水——苹果山楂水。

苹果中含有丰富的有机酸，可以刺激胃肠蠕动，促进消化；其中的果胶含量非常丰富，能够增加大便体积，促进排便，减少积食。中医营养学认为，苹果有健脾、消食、通便的作用。

山楂中有机酸的种类非常多，可以促进消化液分泌，增强酶的作用，促进对肉食的消化。中医营养学认为，山楂有开胃、消食、化积的作用。

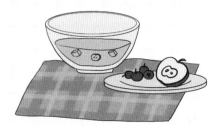

酸酸甜甜的苹果山楂水

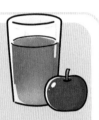

　　选购苹果时可以优先考虑套袋处理的，套袋苹果一般表皮干净且损伤较少，空气污染和农药残留也较少。一些由绿色机构认证无公害的、有机的苹果，残留的农药和重金属较一般苹果少，吃起来更放心。

　　另外，孩子换牙期间不要过多食用山楂，并且食用山楂制品后一定要漱口，否则容易对牙齿造成伤害，引发龋齿。

小·食谱大营养

苹果山楂水

材料：
苹果1个，干山楂4片，红枣5枚，冰糖20克，水适量。

制作：
①干山楂洗净，红枣去核。两者一同入锅，加水煮沸。
②苹果洗净、切片，加入山楂红枣水中同煮5～10分钟。
③加冰糖调味，盛出放凉。

美味解说：
适量喝苹果山楂水，可以帮助改善消化不良、增强脾胃功能。加上酸甜的口感，能让孩子胃口更好，吃饭香，身体棒。

苹果山楂蛋黄羹

材料：
苹果、鲜山楂各50克，鸡蛋2个，水少许。

制作：
①苹果去皮，切碎；鲜山楂洗净，去核，切碎。
②苹果碎、山楂碎倒入鸡蛋液中一并搅匀，加少许水。
③盖上保鲜膜，戳几个洞，上锅蒸熟。

美味解说：
这款辅食酸甜可口，其中的铁、钙、维生素C、维生素A、有机酸等含量丰富，可以促进消化，让孩子胃口大开。

冬季孩子干咳，
这个方法百试不爽

一天，曾老师去菜市场买菜，遇到一位朋友琳娜，看到她在挑选西红柿，便过去问她准备买西红柿做什么菜。琳娜说："冬天到了，最近孩子总干咳。我准备给他煲点汤喝，看看选购什么食材比较好。"

"怎么不早问问我呢？"曾老师有点惊讶。

"你这个大专家，那么忙。"

"别说笑。来来来，我告诉你煲什么汤好。"

"冬季，孩子干咳很常见。我这里有一个食疗方，非常适合你家孩子。准备一根白萝卜和一个雪梨，一起榨汁饮用就 OK 了。"

"那具体怎么做呢？"琳娜跃跃欲试的样子。

下面听听曾老师如何讲解这道雪梨白萝卜汁吧，有冬季干咳症状的孩子赶紧喝起来。

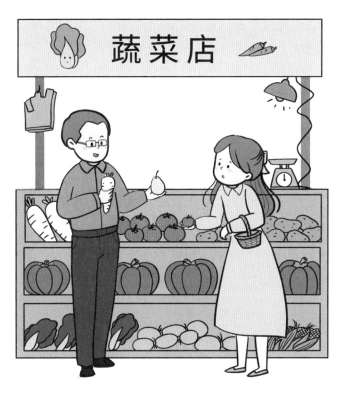

雪梨具有生津止渴、清热化痰的作用，可以直接生吃，也可以做成雪梨汤或者蒸煮后再吃。因其含有大量膳食纤维，可以促进排便；且含有糖类和大量水分，能滋阴润肺、化痰止咳。

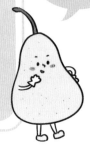

我的润肺效果很好

我的止咳效果很好

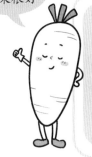

白萝卜含丰富的维生素 C 和微量元素锌，有助于增强机体免疫功能，提高抗病能力；其中的芥子油能促进胃肠蠕动，增进食欲，帮助消化。中医营养学认为，白萝卜还有消食降气、化痰止咳的功效，对气管炎和风热咳嗽有很好的食疗效果。

曾老师说

很多朋友会说，孩子一咳嗽就得炖个雪梨汤喝，这个常识还是有的，不足为奇。但我要提醒大家的是，在中医营养学范畴里，孩子的咳嗽分寒咳和热咳。我上面推荐的雪梨白萝卜汁对于缓解热咳有一定作用，但因雪梨和白萝卜都偏寒凉，如果是寒咳的孩子，出现痰色白稀、量少等，则不建议食用。

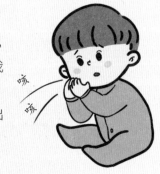

咳咳

所以，使用这个食疗方前，建议家长判断好孩子是热咳还是寒咳。

·寒咳：流清鼻涕，咳嗽，痰少且色白、稀，多在夜间咳嗽加重，很难咳出来。

·热咳：咳嗽时有声响，痰相对较多、色黄且黏稠，多在白天咳得厉害，或伴有喉咙肿痛，或流黄浊鼻涕。

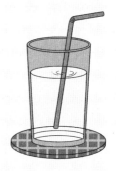

雪梨白萝卜汁

小·食谱大营养

雪梨白萝卜汁

材料：

雪梨1个，白萝卜200克，蜂蜜10毫升。

制作：

①雪梨去皮切块；白萝卜洗净，去皮切块。

②雪梨块和白萝卜块一并加入榨汁机中榨汁，过滤后倒进杯子。

③加入蜂蜜（3岁以内的孩子不建议用），拌匀后即可饮用。

美味解说：

这款蔬果汁有很好的润肺止咳功效，富含孩子所需的维生素C、维生素A及钙、镁、磷、铁等矿物质，且水分充足，对于冬季干咳的缓解效果很好。

百合莲子雪梨羹

材料：

鲜百合、鲜莲子各80克，雪梨1个，冰糖、水各适量。

制作：

①百合洗净后掰开成一瓣瓣，莲子（去心）泡发1小时，雪梨去皮、切碎。

②锅中加水煮沸，加入百合、莲子煮40分钟，加入雪梨碎，转小火煮20分钟。

③加冰糖调味即可。

美味解说：

百合富含蛋白质、钙、B族维生素、维生素C等多种营养素，加上富含苹果酸、维生素B_1、胡萝卜素的雪梨，可以发挥润肺止咳的作用，适用于冬季干咳的孩子。

选对奶粉，
给孩子的重要口粮把好关

在办公室里聊起抖音 App 后台的常见留言时，曾老师有点感触："很多宝妈留言给我，说给孩子断奶后，就要头疼为孩子选配方奶粉的事。但是现在市面上的配方奶粉品类繁多，自己完全看不懂，也不知道怎么样选才能保证营养又安全。"

同为人母的胡老师补充道："是的，宝妈的心情我能理解。我平常也接到不少这样的咨询。太多宝妈出于各种原因给孩子断母乳后，都陷入深深的内疚中，认为但凡能够继续母乳喂养，都还要坚持一下。母爱真的很伟大。"

"我只能说，遗憾肯定是有的，但心怀愧疚，大可不必。只要选对配方奶粉，给宝宝的重要口粮把好关，同样可以促进宝宝健康地生长发育。我给大家仔细说说吧。"曾老师又准备上科普营养小讲堂了。

健康解读

孩子是每位家长手心里的宝贝，只要涉及孩子的食品安全问题，都让家长异常紧张。面对处于婴幼儿阶段的孩子，家长挑选配方奶粉时即使花费很多心思，如果没有相关知识，也很可能会购买到劣质配方奶粉，从而对孩子身体造成一定危害。

劣质的配方奶粉主要是使用各种廉价材料，像淀粉、蔗糖之类的东西代替乳粉，再用香精等进行调味制成的，没有按国家标准添加婴幼儿生长必需的营养物质。劣质配方奶粉带来的影响如下：导致婴幼儿营养不良、生长发育迟缓、贫血、消化功能低下、影响大脑发育和免疫力下降等。

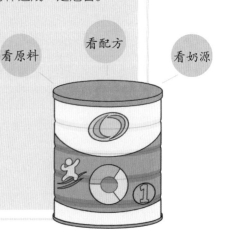

看原料　看配方　看奶源

那该如何选购一款适合孩子的配方奶粉？这里有 3 个选购原则推荐给大家。

看原料 ▶	最好选择含有机原料、营养均衡的，注意是否有有机认证标志，标准 95%。
看配方 ▶	包括基础配方和强化配方。基础配方包括：能量、维生素、矿物质等。强化配方包括 DHA、ARA、低聚半乳糖等成分。但要注意一点，如果含有香精、蔗糖等，坚决不能买。
看奶源 ▶	要选择天然牧场，尤其是黄金奶源带的牧场生产的，质量管控严格。

各年龄阶段孩子每日摄奶量及次数推荐

月龄	每日摄奶量	每日摄奶次数
0~6 月龄	750 毫升	8 次以上
7~12 月龄	600~800 毫升	4~6 次
13~24 月龄	500 毫升	2~4 次

曾老师说

有些孩子消化不良时会出现大便酸臭、便秘、解奶瓣状大便、解绿便、腹泻、腹痛、食欲下降、厌奶，甚至恶心等。对于这样的孩子，家长选购配方奶粉时要格外用心。

大便酸臭、便秘

这是宝宝肠道蠕动速度过慢或肠道菌群失调的表现，可选择含有 OPO 成分的配方奶粉，以有效软化大便。

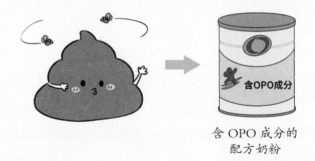

含 OPO 成分的
配方奶粉

解奶瓣样大便、解绿便

解绿便的大部分原因是宝宝对配方奶粉中的铁吸收不完全。出现奶瓣样大便，则是胃肠蠕动不正常而无法完全消化配方奶粉或食物。可以选择添加了乳清蛋白的配方奶粉，这类配方奶粉中的蛋白质营养价值高且较容易消化吸收，非常适合婴幼儿。

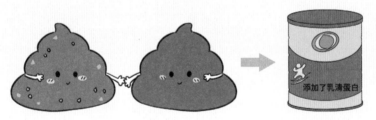

添加了乳清蛋白的
配方奶粉

腹泻、腹痛

大部分原因是孩子从母乳到配方奶粉的过渡中，孩子对配方奶粉中的牛乳蛋白不耐受，即无法消化、吸收其中的牛乳蛋白。针对这种情况，不妨选择无乳糖的配方奶粉。

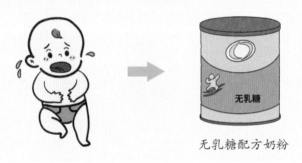

无乳糖配方奶粉

食欲下降、厌奶，甚至恶心

出现这些情况，一般有两种可能性，一种为生理性厌奶期，属于正常情况；另一种是缺锌，锌是大多数配方奶粉的必需成分，平常配方奶粉喂养的孩子无须额外补锌。对于平常不爱喝配方奶粉的孩子，可以给他额外添加锌类口服液，促进食欲。

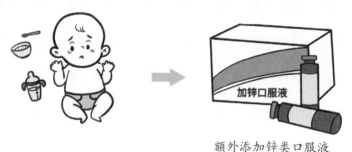

额外添加锌类口服液

温馨贴士

★ 挑选配方奶粉的三大误区 ★

溶解速度快就是好奶粉

奶粉溶解速度和奶粉的品质好坏无关，冲泡时即使出现奶粉挂壁也是正常的，这与搅拌时的速度、水温、奶粉颗粒大小等存在很大关系。

多更换，多营养更全面

很多家长认为只食用一款配方奶粉会导致孩子营养不全面，多换几种，营养成分更丰富。这是谬论。任何一款生产合格的配方奶粉，营养素的添加都是符合国家婴幼儿食品标准的，不存在营养不全、比例不对的可能。

口感香甜，孩子更爱吃

过度香甜，可能提示配方奶粉中含有香精成分，如香兰素、食用香精、调味料等。摄入时间久了，会对孩子的嗅觉产生不利影响。

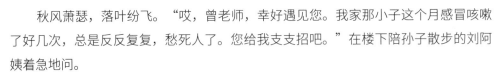

秋季多喝这杯果汁
增强孩子抵抗力

秋风萧瑟，落叶纷飞。"哎，曾老师，幸好遇见您。我家那小子这个月感冒咳嗽了好几次，总是反反复复，愁死人了。您给我支支招吧。"在楼下陪孙子散步的刘阿姨着急地问。

"秋天是宝宝各类疾病的高发期。刚入秋，很多小宝宝开始感冒、流鼻涕，的确愁坏了家长。"曾老师安慰道。

"是啊，他总是好了又病。您说是抵抗力差的原因吗？"刘阿姨有点不解。

"俗话说药食同源，赶在秋季，可以适量给孩子增加一些富含维生素A、维生素E的食物。最好的食物是利于孩子强壮身体的天然滋补佳品，还可以提高免疫力。我推荐您给孩子做一杯南瓜柑橘果汁，好喝又健康。"曾老师又开始支招。

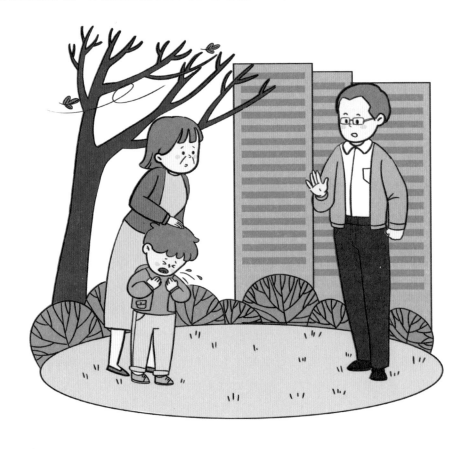

健康解读

★南瓜★

南瓜富含的 β −胡萝卜素进入人体后，可吸收转化为维生素 A。除此之外，它还含有丰富的维生素 E，可以维持人体下丘脑垂体激素的分泌功能，从而让孩子维持正常的生长发育。

南瓜还含有丰富的糖，进入人体后容易被消化吸收。所以在孩子断奶时，可以把南瓜做成汤、糊，或者粥、蒸食等，都是孩子爱吃的健康营养辅食。

★柑橘★

在所有水果当中，柑橘类水果如橘子、柚子、橙子、柠檬、金橘等，都含有大量维生素 C 和矿物质，可以抗氧化，增强免疫力。其中所含的黄酮类化合物较多，能够改善人体血管功能，减少上呼吸道感染的发生。

将南瓜和柑橘搭配起来做成果汁饮用，可以有效增强孩子的免疫力，预防多种疾病。

富含 β −胡萝卜素、维生素 E 和糖类

富含维生素 C、矿物质、黄酮类化合物

一同榨汁

美味的南瓜柑橘果汁

　　有些家长习惯将南瓜煮到熟烂再给孩子吃，实际上，这样会使南瓜的营养流失很多，最好是采用蒸的方法。当然，将南瓜榨汁饮用是最佳选择，可以保留更多营养成分，这也是我推荐它与柑橘同时搅打成汁的主要原因。

　　另外，柑橘剥皮后，可以看到白色的纹络，学名叫橘络，具有清热化痰、行气活血的作用，对于咳嗽痰多的孩子来说有不错的食疗功效。因此，食用时不要轻易把它扔掉。

小·食谱大营养

南瓜柑橘果汁

材料：

南瓜 100 克，柑橘 1 个，水、冰糖各适量。

制作：

①南瓜洗净去皮，切成块状；柑橘去皮，分开成一瓣瓣。

②将南瓜块、柑橘瓣和水一起放入果汁机中，选择"蔬果汁"键，搅打成汁。

③喜欢甜味的，可以加适量冰糖调味。

美味解说：

南瓜富含蛋白质、β-胡萝卜素、B族维生素、维生素C等，能预防胃炎；柑橘含有丰富的维生素C、钙、磷等。常饮此款蔬果汁，能提高孩子免疫力。

南瓜乳酪糊

材料：

南瓜 100 克，乳酪 50 克，鸡蛋 1 个，牛奶适量。

制作：

①南瓜去皮，切块；鸡蛋煮熟。

②南瓜蒸熟后压成泥；鸡蛋取蛋黄，压成泥。

③南瓜泥、蛋黄泥、乳酪、牛奶拌匀，上锅蒸一会儿即可。

美味解说：

这款辅食富含蛋白质、钙、磷及维生素A、维生素C、β-胡萝卜素等，抗氧化能力强大，可以增强孩子的抵抗力，尤其适合秋季食用。

给孩子选购合适的酸奶，你做对了吗

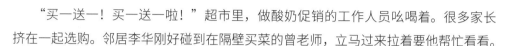

"买一送一！买一送一啦！"超市里，做酸奶促销的工作人员吆喝着。很多家长挤在一起选购。邻居李华刚好碰到在隔壁买菜的曾老师，立马过来拉着要他帮忙看看。

"是不是带有'儿童''酸奶'字眼的产品，可以买给孩子喝？"李华问。

"当然不是。"曾老师立即摇头表示。

有家长凑过来问："那孩子到底喝多少酸奶合适？"

"酸奶太酸了，孩子适合喝吗？会不会喝了容易腹泻？"

"酸奶可以加热后再给孩子喝吗？感觉太凉了。"

各位家长提问得很好，曾老师决定给大家好好解答一番，于是在超市开始了一堂别开生面的"酸奶知识科普课"。

健康解读

真正合适的酸奶，可以为孩子生长发育提供优质蛋白质及充足的钙元素，满足孩子的生长需要；其所含的益生菌菌种还可以改善胃肠道功能，帮助调节菌群平衡，帮助消化。

至于孩子多大可以喝酸奶的问题，美国儿科学会（AAP）建议，孩子开始添加辅食后（满6个月）就可以将酸奶作为辅食来添加，但对于1岁以内的婴儿，应以母乳或配方奶粉为主。

《中国居民膳食指南（2016版）》指出，酸奶中含有的蛋白质与矿物质远高于母乳，不宜给1岁以下婴儿食用，以免增加肾脏负担。2岁以内的孩子，消化系统功能、肾功能发育尚不完善，安全起见，也不建议给他们食用。

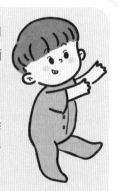

孩子2岁后可以适量食用酸奶

家长在选购酸奶时要注意，一定要认准下面这 3 点，给孩子选择真正合适的酸奶。

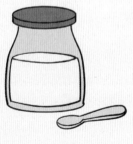

正确选购酸奶

优选蛋白质含量 ≥ 2.9 克 /100 毫升的

这是区别于含乳饮料很重要的一点。若低于这个标准，则只能称为饮料，而不是酸奶，不能满足孩子生长发育所需。

优选钙含量 ≥ 100 毫克 /100 毫升的

同样道理，低于这个标准的，营养价值极低，对孩子成长无益。

配料表

优选配料指只有生牛乳 + 发酵菌，也没有添加糖的。这类酸奶的产品类型里没有"风味"两个字，并且生牛乳含量越高越好，最好是大于 99%，这样基本上是百分之百鲜牛奶发酵的，营养价值高。

温馨贴士

很多家长担心酸奶过凉，摄入后对孩子身体不好，但是加热后又担心损失营养素，不知道是否可以加热。

实际上，除非是对冷藏食物过敏，酸奶入口时的温度自然会降低，不会伤及胃肠。如果实在担心太凉的，不妨提前十几分钟从冰箱里取出酸奶，待其和室温接近时再给孩子喝。酸奶经过加热后，口感明显变差，反而可能导致孩子不想吃。

宝宝辅食选择有讲究，
这样学习更到位

"宝宝的辅食什么时候添加合适？"

"我家宝宝体重比较大，是否可以提前添加辅食？"

"添加辅食不顺利，要怎么控制添加节奏？"

"添加辅食有什么顺序要讲究吗？"

各种私信留言犹如轰炸机，一条接一条，在曾老师的手机屏幕上弹出。

"二胎政策放开后，很多朋友打电话或微信咨询我关于宝宝辅食添加的问题。每个人问的问题都很有代表性，值得我好好给大家讲解和强调一下。"曾老师翻看着手机留言，语重心长地说道。

健康解读

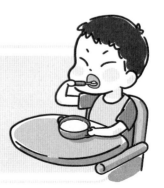

世界卫生组织（WHO）最新的规定要求，纯母乳或配方奶粉喂养到宝宝6个月再添加辅食（旧规定是4个月），因为母乳或配方奶粉完全可以为0～6月龄宝宝提供足够的营养。

一般来说，宝宝添加辅食的时间通常是6月龄左右，主要是由于此时宝宝的食欲增加，且消化能力增强，身体发育旺盛，需要补充更多营养素。

家长要注意掌握添加辅食的适宜时间，千万不能过早或过晚，并坚持由少到多、由稀到稠等基本原则。制作辅食时，还需要遵循少盐、少糖和忌油腻的原则。

具体到自己的宝宝，家长要根据宝宝的生长发育情况来定。一般而言，宝宝的体重达到出生时的 2 倍，差不多 6 千克时，就可以添加辅食了。若宝宝 5 月龄左右体重就达到这个标准，可以适当考虑提前添加辅食。

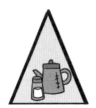

7 ~ 12 月龄
盐不建议额外添加，油 0 ~ 10 克
13 ~ 24 月龄
盐 0 ~ 0.15 克，油 5 ~ 15 克

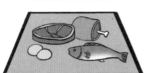

7 ~ 12 月龄
鸡蛋 15 ~ 50 克，肉禽鱼 25 ~ 75 克
13 ~ 24 月龄
鸡蛋 25 ~ 50 克，肉禽鱼 50 ~ 75 克

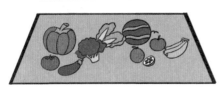

7 ~ 12 月龄
蔬菜类 25 ~ 100 克，水果类 25 ~ 100 克
13 ~ 24 月龄
蔬菜类 50 ~ 150 克，水果类 50 ~ 150 克

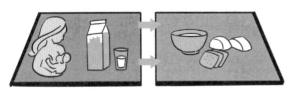

继续母乳喂养，逐步过渡到谷类为主食
7 ~ 12 月龄
母乳 500 ~ 700 毫升，谷类 20 ~ 75 克
13 ~ 24 月龄
母乳 400 ~ 600 毫升，谷类 50 ~ 100 克

曾老师说

给宝宝添加辅食并非一帆风顺的事，若宝宝一时间不肯接受，很多妈妈特别着急、焦虑。对照以下 4 点，让大家告别添加辅食的焦虑。

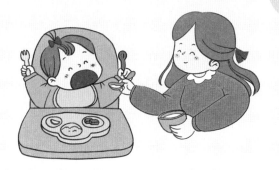

1
先喂辅食
再喂奶

2
降低喂食的
期望值

3
不强迫喂养，但
要不断少量尝试

4
适度停止，
不勉强宝宝

温馨贴士

添加辅食种类的顺序

添加辅食时，首选为谷类食物，其次是蔬菜泥和水果泥，以及肉泥和
蛋羹等。

适时添加固体食物

7月龄，要为宝宝乳牙萌出做准备，应及时添加饼干、面包片、馒头
片等固体食物，促进其牙齿生长发育，训练咀嚼能力。

第一种辅食的选择

可以考虑把婴儿营养米粉、含铁米粉作为添加的第一种辅食。同时，
为了锻炼宝宝嘴巴和舌头的协调配合及吞咽能力，可以将米粉调成糊状，
而不是直接加到奶瓶中稀释。

4 **视宝宝消化情况而定**

　　添加初期，最好一次只喂一种新食物，以此判断宝宝是否接受。若其精神状态、消化功能正常，再尝试添加其他新的食物。

5 **清淡为主，易于消化**

　　制作辅食时，尽量少用调味品，清淡为主，利于消化，减少宝宝的胃肠负担。

·小·食谱大营养

缤纷什锦拌饭

材料：
熟米饭1小碗，玉米粒20克，芹菜50克，彩椒80克，橄榄油、水、盐各适量。

制作：
①彩椒、芹菜洗净切丁，玉米粒剁碎。
②油锅加热，除熟米饭、水外的材料都下锅，拌炒1分钟。
③加适量水，倒入熟米饭、盐，再拌炒半分钟即可。

美味解说：

此菜品适合1岁以上的孩子食用，其中碳水化合物、维生素、矿物质和膳食纤维含量丰富，还可以锻炼其咀嚼能力。

黄鱼豆腐羹

材料：
黄鱼200克，豆腐80克，鸡蛋1个，盐、葱花、水淀粉、水各适量。

制作：
①黄鱼洗净，去鱼刺，切丁；豆腐切丁；鸡蛋搅匀。
②锅中加水煮沸，加入黄鱼丁、豆腐丁煮10分钟。
③加入葱花，倒入蛋液和水淀粉，按同一方向搅匀，加盐调味即可。

美味解说：

这款辅食富含钙、磷、镁、脂肪酸、维生素A、维生素E等，容易消化，还可以增加孩子的食欲，顺利添加辅食。

第六章

给老人贴心照料，
吃出健康长寿少生病

食疗解决便秘问题，这些食物用得上

刚刚在小区活动广场的椅子上坐下，社区的刘大爷走了过来。

"曾老师，哎，我岁数大了，现在便秘、腹胀。儿子给买啥好吃的，我都不感兴趣。早上起来口气也不好。这可怎么办啊？"刘大爷一脸愁容。

"刘大爷，人上了年纪，便秘很正常。不光是您，在发展中国家，超过65岁的老年人，便秘发生率高达40%呢。"曾老师安慰道。

"哦，原来便秘这么常见啊。不过，可怎么解决呢？是不是在吃饭、运动上都得多注意啊？"刘大爷问道。

"是要多注意，您老伴也要多学会预防和缓解便秘，因为女性发生便秘的概率是男性的4倍之多，长时间不加以改善，对健康有一定危害。"曾老师看着不远处跳广场舞的刘大妈，叮嘱刘大爷。

健康解读

人上了年纪，胃肠功能自然减弱，加上运动量减少，排便动力随之降低；而牙齿咀嚼能力减弱，又造成不敢摄入过多高膳食纤维的食物，导致膳食纤维摄入不足。这些因素综合作用，往往造成老年性便秘的发生。

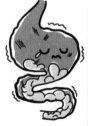

便秘的人，肠道
毒素堆积多

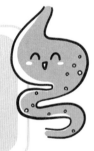

便秘的老人因为排便时需要更加用力，容易使血压升高，诱发心血管疾病；因为排便困难，肠道内积聚的毒素又会加重消化系统负担，引起胃肠功能紊乱；有毒的代谢物质进入血液循环，影响大脑神经系统，又容易促使老年人出现思维迟钝、睡眠不好及记忆力下降等问题。

另外，便秘的人心情糟糕，久之，还会影响生活质量。

曾老师说

饮食不当与便秘的发生直接相关，因此，老年人要格外注意调节饮食。做好下面 5 点，可以有效防治老年性便秘。

粗细粮搭配食用

要减少精细食物的摄入，平常多搭配粗粮食用。常见的粗粮有小麦、燕麦、荞麦、黑米、大麦等谷类，黄豆、绿豆、豌豆等豆类，还有芋头、红薯、土豆等薯类。

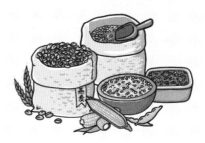

粗细粮搭配

调服蜂蜜、香油

血糖水平正常（没有糖尿病）的老年人，每晚临睡时可以取蜂蜜 1 勺、香油 1 勺，用温开水搅匀后喝下，有很好的润滑肠道作用。

多吃香油拌菠菜

把菠菜汆熟，拌上香油，加点盐调味，晚餐前空腹吃上一小碗，既能补充营养，又可润滑肠道、促进胃肠蠕动，通便效果很好。

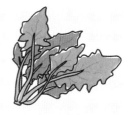

菠菜富含膳食纤维

形成排便习惯

每日早起，无论是否有排便意识，可以先去上个厕所，让身体形成条件反射，慢慢养成规律性的排便习惯。

多做运动

平时可以多做太极拳、爬山、腹部按摩、提肛运动等促进胃肠蠕动，预防便秘。

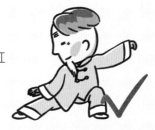

打太极拳

1 排便小妙招 1：腹部按摩

每日早起或临睡前，取仰卧位，双腿屈曲，双手交叉叠放在右下腹部，按照上、左、下的顺时针方向做环形按摩。手法由慢到快、从轻到重，时间一般控制在 10 分钟左右最佳。可以促进肠道蠕动，加快大便排出体外。自己操作不便的老年人，可以请家人或医生帮忙按摩。

2 排便小妙招 2：提肛运动

姿势自由，可任意采用站、坐、卧等姿势，吸气时，肛门用力内吸、上提，紧缩肛门，呼气时放松，如此反复，以提高肛门的收缩力及排便能力。

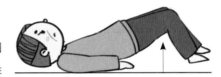

小食谱大营养

核桃松子炒芹菜

材料：
核桃仁、松子仁各 20 克，芹菜 100 克，大豆油、盐各适量。

制作：
①芹菜洗净，切小段。
②油锅烧热，加入核桃仁、松子仁翻炒，捞出。
③加入芹菜段炒 10 分钟，加盐调味。
④盛盘，加核桃仁和松子仁拌匀即可。

美味解说：

芹菜富含可以增加大便体积的膳食纤维；松子仁、核桃仁富含可以润滑肠道的不饱和脂肪酸，同时利于保护大脑。这道菜很适合便秘的老年人食用。

猕猴桃苹果汁

材料：
猕猴桃 1 个，苹果 1 个，蜂蜜、白开水各适量。

制作：
①猕猴桃、苹果去皮，均切小块。
②猕猴桃块、苹果块、白开水加入果汁机搅匀，倒入杯中。
③加蜂蜜拌匀即可。

美味解说：

这款饮品酸甜开胃，富含维生素 C、膳食纤维、B 族维生素和钙、磷、钾等，有很好的通便排毒、利尿消暑、开胃功效，适合便秘的老年人饮用。

老年人食欲不振，
这样调节胃口好

"小林，怎么休假回来就看你闷闷不乐的，有啥心事吗？"曾老师问刚来单位 2 个月的实习生小林。

"假期回去给爷爷祝寿，一家人点了很多好吃的，但是爷爷胃口不好，也没吃几口。我们做晚辈的看着非常心疼。"小林说着，面部表情更显忧郁了。

"老年人食欲不振是随着年龄增长逐渐开始的，症状不明显，所以很多人并不太重视，认为老年人年纪大了，活动少了，所以吃得少很正常。实际上，人的身体活动需要能量支撑，吃得越少，摄入的能量越不足，更加疲倦体弱，要重视起来。"曾老师语重心长地说。

"对了，小林，我推荐你一款生菜丝牛肉粥，牛肉含丰富的血红素铁，可促进细胞新陈代谢，是非常好的补铁原料；加上米粥可以补脾胃。不妨给你爷爷做一份试试看。"曾老师热情地推荐道。

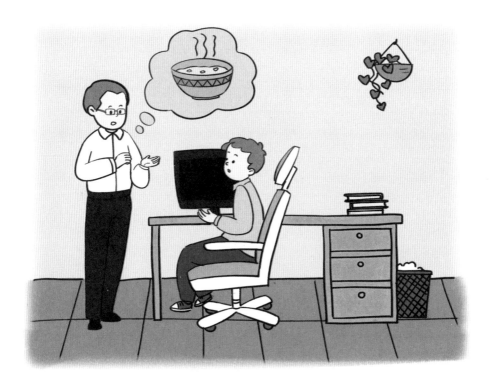

随着年龄的增大，很多老年人的消化系统功能慢慢下降，食欲也会有不同程度的下降，久之影响身体营养吸收，导致体质越来越差。

新陈代谢降低，体育锻炼减少，意味着老年人需要较少的能量，从而减少进食。另外，嗅觉和味觉的改变，胃肠道变化（肠蠕动减慢，消化液分泌减少），独居而无法自己准备饭菜，用餐时间混乱，药物影响，吸烟喝酒等，都是导致老年人食欲不振的其他因素。

因为老年人牙口不好，可以吃的食物种类减少，只能吃一些稀的、软的食物，饮食太单调，也会造成食欲不振。

曾老师说

针对胃口不佳，我们可以参考下面六大要点给老年人做些饮食上的改变和调整。

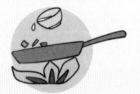

勾芡淋汁，刺激
味蕾和食欲

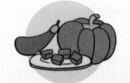

保证食物软硬适中，
顺口又可口

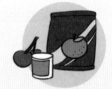

常备山楂干、陈皮等
开胃零食

考虑食物的色、香、味，
加强食物颜色搭配

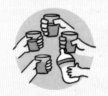

家人聚餐，营造其乐
融融的进餐氛围

加入一些有天然食物
香气的佐料，如香菜、
罗勒叶、芹菜叶

温馨贴士

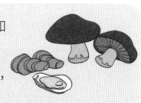

　　缺锌是老年人味觉功能降低的原因之一。食不知味的老年人还可以多吃一些锌含量高的食物，如牡蛎、扇贝肉、香菇、白蘑、芝麻等。其中，牡蛎的含锌量较高，是补锌的最佳食物，建议老年人每周吃1次牡蛎。

　　但有研究表明，如果老年人长时间进食不好，食欲不振且伴有消化不良，大约有超过50%的可能提示胃溃疡，其次是功能性消化不良、食管炎、胆石症、慢性胃炎等疾病。如果老年人同时伴有腹痛、恶心、呕吐等症状，则有可能是溃疡性疾病，特别要谨防消化道癌症的可能。建议定期带老年人去医院做详细体检，早发现，早治疗。

小食谱大营养

鸡蛋豌豆炒西红柿

材料：

鸡蛋1个，猪瘦肉80克，豌豆50克，西红柿1个，白糖、橄榄油、水各适量。

制作：

①猪瘦肉洗净切末，豌豆洗净，西红柿洗净切丁。

②油锅加热，加入猪瘦肉末翻炒至变白，加入西红柿丁、豌豆拌炒，加适量水。

③待西红柿软烂，打入鸡蛋液拌匀，加入白糖调味即可。

美味解说：

此菜品酸甜可口，软烂适中，且富含优质蛋白质、番茄红素、维生素C等，促进食欲、抗氧化、增强免疫力的功效不错，很适合老年人食用。

茄汁鸡肉饭

材料：

鸡胸肉200克，土豆、胡萝卜各80克，热米饭1碗，番茄酱、洋葱、盐、水各适量。

制作：

①鸡胸肉洗净切丁；土豆、胡萝卜均去皮，切丁。

②油锅加热，加入洋葱炒香，加入鸡胸肉丁煸炒，加土豆丁、胡萝卜丁、水拌匀。

③煮至土豆丁软绵，加入米饭、番茄酱、盐拌匀即可。

美味解说：

这款主食酸甜开胃，富含蛋白质、番茄红素、维生素、碳水化合物等，可以促进食欲、提供热量，很适合胃口不好的老年人食用。

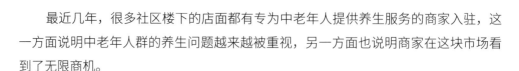

预防骨质疏松症，单纯补钙不管用

最近几年，很多社区楼下的店面都有专为中老年人提供养生服务的商家入驻，这一方面说明中老年人群的养生问题越来越被重视，另一方面也说明商家在这块市场看到了无限商机。

"社区李大爷为了不给儿女添麻烦，靠着自己每个月的工资和日常积攒，把很多钱都花在了养生保健上。"曾老师爱人说着。

"对啊，最近李大爷也找我咨询，说商家给大家讲补钙的知识，他自己也买了很多钙片服用，结果去医院检查，还是骨质疏松症。他说非常不理解。"曾老师想起那天李大爷过来咨询的场景。

"怎么会这样呢？那他得多伤心啊。"曾老师爱人略带惊讶的语气。

"实际上，这是很多人的认知误区。补钙，对我们的身体尤其是骨骼健康格外重要，但我还是建议从饮食中增加摄入一些利于钙质吸收的食物。食补的效果最安全、显著。"曾老师娓娓道来。

健康解读

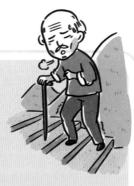

骨质疏松症是一个缓慢发生的过程，患者初期并没有太多明显的感觉，直到感觉腰酸背痛、腿时而抽筋时，实际上已经发展到中晚期。这时一旦跌倒、用力排便，甚至打个喷嚏、伸个懒腰都可能发生骨折，严重的直接导致瘫痪。

所以，预防骨质疏松症特别重要。一旦发生髋部骨折，就得卧床，让人身心无法忍受。在饮食上下功夫，是预防骨质疏松症的第一步。可以通过摄入牛奶及奶制品、虾皮、小鱼干、动物骨头、豆类及豆制品、蛋类等食物摄取丰富的钙。牛奶是老年人首选的补钙食物。

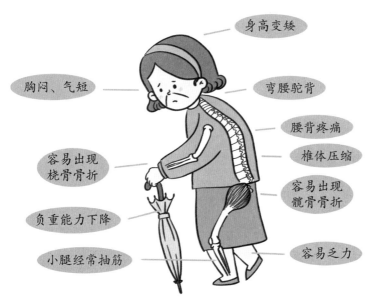

身高变矮

胸闷、气短

弯腰驼背

腰背疼痛

椎体压缩

容易出现
桡骨骨折

容易出现
髋骨骨折

负重能力下降

小腿经常抽筋

容易乏力

骨质疏松症的表现

曾老师说

想预防骨质疏松症，补钙只是一方面，要保持骨骼健康，增强骨骼韧性，还需要考虑以下 4 种营养素的补充。

维生素 D

维生素 D 对于加强人体对钙的吸收非常重要，还能提高免疫力。牛奶及奶制品、鸡蛋和蘑菇中均含有丰富的维生素 D。另外，阳光是维生素 D 的主要来源，每日上午 10 点前或下午 3 点后可以晒半个小时左右的太阳，这样能给肝脏和肾脏制造维生素 D 创造机会。

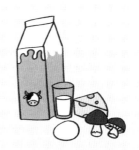

镁

钙和镁关系密切，正是由于镁的参与，钙才能均衡地分布于骨骼中发挥作用。一些全麦食品、紫菜、杏仁、花生和绿叶蔬菜中都含有丰富的镁。

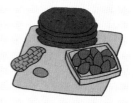

钾

钾对骨骼的生长和代谢意义重大，能够有效预防钙流失，让骨骼更加硬朗。日常多吃一些香蕉、橙子和小米等，可以有效补充钾。

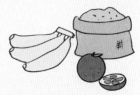

维生素 K

骨钙素是骨组织中的一种特异性非胶原蛋白，由成骨细胞合成并分泌于骨基质中，可以促进骨矿化。维生素 K 可参与骨钙素中谷氨酸的羧基化，从而促进骨矿盐沉积，并最终促进骨形成，预防骨质疏松症。

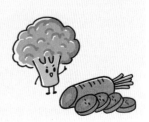

小·食谱大营养

虾米鱼干炒韭菜

材料：

韭菜 200 克，虾米、小鱼干各 80 克，盐、稻米油、白醋各适量。

制作：

①韭菜洗净切段，虾米、小鱼干洗净。

②锅内倒油加热，至五分热后放入虾米、小鱼干翻炒。

③倒入韭菜段继续翻炒 2 分钟，加盐、醋调味即可。

美味解说：

韭菜、虾米、小鱼干均含钙丰富，非常适合老年人补钙。其中加入的醋有助于钙质的溶出，提高人体吸收率，发挥更强大的补钙效果。

豆腐生蚝汤

材料：

豆腐 80 克，生蚝肉 5 个，胡萝卜 50 克，白胡椒粉、盐、水、葱花各适量。

制作：

①豆腐切片，生蚝肉洗净，胡萝卜洗净切片。

②锅中加水煮沸，加生蚝肉煮片刻，加入豆腐片、胡萝卜片继续煮沸。

③加白胡椒粉、盐调味，撒上葱花即可。

美味解说：

此款汤品富含锌、钙、卵磷脂、蛋白质、胡萝卜素等，鲜香可口，容易消化，可以强壮骨骼、补钙补锌，有利于老年人预防骨质疏松症。

老年人究竟胖一点好还是瘦一点好

在曾老师朋友张华父亲的生日宴上，大家聊起了健康话题，纷纷祝福老人家身体安康。

"叔叔，您面色红润，精神好，身体抵抗力强，一般的小毛病都奈何不了您。您看那些瘦老头，弱不禁风的样子，最容易得病了。"一个朋友半开玩笑地说道。

"今年'发福'了，我去年很瘦的，但人家说瘦了腿脚灵活、膝盖没压力。一胖啊，'三高'问题就来了，可怕得很，搞得我都不知道保持胖一点好还是瘦一点好了。"老人家应和道。

"曾老师，您是营养专家，您说说，老年人究竟是胖一点好还是瘦一点好呢？"张华问曾老师。

"其实人上了年纪，胖一点、瘦一点都不太好。老年人的身体状况不是看胖瘦来判断的，而是看自身的身体质量。"曾老师又开始"讲课"了。

健康解读

老年人过胖或过瘦，都不利于身体健康。因此，维持正常体重是最关键的。

过胖的人，由于体内脂肪多，"三高"风险大，严重的甚至出现脑梗死或脑出血（中风）；多余的脂肪堆积在体内，导致身体负担加重，也会严重影响寿命。另外，身体过胖，脂肪沉积于血管壁上，影响大脑血管功能，也容易发生老年痴呆症（阿尔茨海默症）。

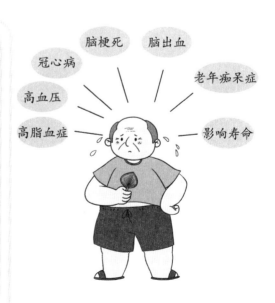

冠心病　脑梗死　脑出血　老年痴呆症　高血压　高脂血症　影响寿命

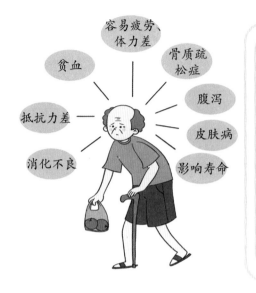

但这不意味着瘦一点更好。身体过瘦的人，由于身体抵抗力差，的确更容易在流行性感冒等传染病高发季节中招，同样影响寿命。过瘦的老年人，营养素摄入不足，容易出现贫血、骨质疏松症、消化不良、腹泻等病症；过瘦还会使得皮肤枯燥、变薄、松弛，角质化、瘙痒等皮肤病的发生率增加。

曾老师说

老年人要维持正常体重应谨记以下两个大原则，在日常生活中尤其注意。

营养均衡
- 只有保持营养均衡，才能解决营养不足和营养过剩两个极端；要实现均衡，既不能一味吃素，也不能一味吃肉
- 过胖的，要减少细粮和肉食摄入，胆固醇含量过高的猪肉要少吃
- 过瘦的，要增加肉食摄入，比如牛肉、鱼肉和鸡肉等

适当运动
- 定期做运动必不可少，以不超过自身能力为准，瑜伽、慢跑、跳广场舞等都是不错的选择
- 即便身体体能再弱，也不要长期闷在家中，每日坚持半小时的户外活动，可以很好地活动四肢，增强抵抗力

温馨贴士

既然过胖或过瘦都不好，那怎样的体重才是理想的？这里有一个参考指数 BMI，又叫身体质量指数，主要用来判断人体肥胖程度：

BMI= 体重 / 身高的平方（千克 / 米的平方）

对老年朋友来说，建议 BMI 不低于 20 千克 / 米的平方，不超过 26.9 千克 / 米的平方。比如身高 170 厘米，体重 50 千克，BMI=50 千克除以 1.7 米的平方，等于 20.7，表示身体质量指数处于合理范围内，建议保持。

老年朋友不妨算一算自己是身体过胖还是过瘦，然后通过均衡饮食和适当运动来调节吧。

小·食谱大营养

香菇小白菜

材料：

水发香菇 100 克，小白菜 100 克，蒜末、盐、稻米油、水各适量。

制作：

①香菇洗净切片，小白菜洗净摘段。

②油锅加热，把蒜末炒香后，放入香菇片翻炒。

③加适量水，放入小白菜翻炒，加盐调味即可。

美味解说：

此菜品含有丰富的矿物质、维生素和膳食纤维，钙含量尤其丰富，对增强抵抗力有很好的作用。过胖者食用，利于减重；过瘦者食用，可以补充营养。

肉丁洋葱煎鸡蛋

材料：

猪瘦肉丁 100 克，洋葱 80 克，鸡蛋 2 个，盐、稻米油各适量。

制作：

①猪瘦肉丁用盐腌制入味；洋葱洗净，切丁。

②猪瘦肉丁、洋葱丁加入鸡蛋液中搅匀，加入盐拌匀。

③热油锅，倒入以上蛋液，煎至两面金黄，即可盛出切块。

美味解说：

这款菜品颜色鲜亮，非常适口，所用的洋葱可以促进消化液分泌，促进消化；鸡蛋可以补充营养，增强体力和脑力。过胖或过瘦的老年人都适合食用。

总是睡不深又早醒，
试试这些食物很管用

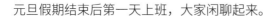

元旦假期结束后第一天上班，大家闲聊起来。

"曾老师，我前几天回老家东北看望家里老人了。老家天气特别冷，每日天不亮我爸就起床到村公路边散步。问他为啥起得这么早，他说总睡不着，干脆起来遛弯。"小刘说道。

"一点儿不稀奇，我家老爷子也那样，可能是老年人都睡得少吧。"旁边的小刘也插了一句话。

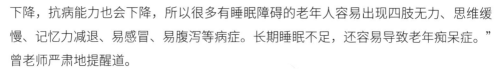

"人老了，可不单是头发白了、皱纹多了、吃饭少了，还体现在睡眠上。比如看着电视打起盹，结果上床却睡不着了；或者半夜忽然醒来，然后再也睡不着了。"胡老师也有点感触。

"各位要注意，长期睡眠不足或睡眠紊乱，人体的免疫力下降，抗病能力也会下降，所以很多有睡眠障碍的老年人容易出现四肢无力、思维缓慢、记忆力减退、易感冒、易腹泻等病症。长期睡眠不足，还容易导致老年痴呆症。"曾老师严肃地提醒道。

健康解读

人体内有一种与睡眠密切相关的激素，叫褪黑素。随着年龄的增长，这种激素的分泌开始减少，因此人体调节睡眠的能力逐渐弱化，出现难入睡、早醒、醒后难以再入睡、易醒、睡不深等症状。

除此之外，人上了年纪，多少会有一些小病小痛，疾病本身的影响加上常年服药的不良反应，都会直接影响人体睡眠。另外，烟中的尼古丁、酒中的酒精等刺激也容易引起睡眠障碍。

有些老年女性因为长期操持家务、照顾儿女等，情绪上容易忧郁、焦躁、悲观，会引起失眠。而一些对环境较为敏感的老年人，对于忽然更换环境或者环境自身忽然发生变化，如噪音、强光等，也会出现睡眠障碍。

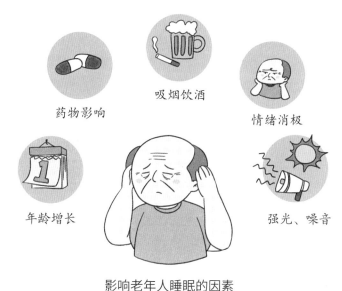

影响老年人睡眠的因素

其实，有睡眠障碍的老年人很多见，可以试着通过饮食调节来改善，效果很不错。

牛奶

牛奶中的蛋白质中含有色氨酸成分，被誉为"天然的安神剂"，能调节大脑神经，具有安定情绪的作用。睡前 1 小时喝上一杯温热的牛奶，可以放松神经、促进睡眠。

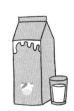

香蕉

香蕉能够促进人体分泌内啡肽，还可以帮助人体制造血清素，起到镇静、安神的作用。因此，经常失眠的老年人不妨睡前 1 小时补充 1 根香蕉。

小米红枣粥

小米中含有可以镇静神经的色氨酸成分，加上可以补血安神的红枣，一并熬成粥，晚上吃上一碗，助眠效果很不错。

花生

花生中含有丰富的卵磷脂和脑磷脂，这两种物质对调节神经系统很有帮助，可以保护大脑，起到补脑安神的功效。

核桃

核桃中含有丰富的不饱和脂肪酸，具有补脑益智的功效，还有增强记忆力、消除大脑疲劳的作用。睡眠不好的老年人每日可以吃 3～5 个，但不适合多吃，以免引起腹泻。

猕猴桃

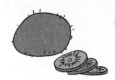

猕猴桃中含有丰富的抗氧化成分，且富含的血清素是一种神经递质，可以安定情绪、促进睡眠，提高睡眠质量。

小·食谱大营养

香蕉猕猴桃汁

材料：
香蕉 1 根，猕猴桃 1 个。

制作：
①香蕉去皮、切段，猕猴桃去皮、切块。
②将香蕉段、猕猴桃块放入果汁机中搅拌均匀，即可饮用。

美味解说：

此款果汁富含利于稳定情绪的 5- 羟色胺，能够促进人体分泌内啡肽，起到助眠的作用。注意，腹泻的老年人不适合饮用。

小米红枣粥

材料：
小米 60 克，红枣 5 颗，水适量。

制作：
①小米淘洗干净，红枣去核、切小块，枸杞子洗净。
②锅中加水煮沸，加入小米、红枣、枸杞子一起煮 30 分钟。
③喜欢吃南瓜小米粥的，也可以加入南瓜一起煮。

美味解说：

此款粥品中的小米富含 B 族维生素，可以安定神经、促进睡眠；红枣富含铁，有补血安神的功效。失眠的老年人，尤其有胃部不适的可以多喝。

老年人运动求安全，先了解注意事项

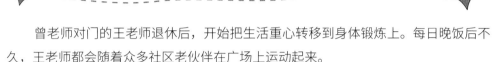

曾老师对门的王老师退休后，开始把生活重心转移到身体锻炼上。每日晚饭后不久，王老师都会随着众多社区老伙伴在广场上运动起来。

王老师在教育一线工作了多年，好不容易清闲下来，这几个月俨然成为社区广场舞的灵魂人物。但是最近连续几天都没见她下楼，曾老师有点担心，特地上门问问情况。询问之下，才知道原来王老师前阵子运动强度过大，扭伤了膝盖，需要治疗一段时间才能恢复运动。

曾老师感慨，很多老年朋友为了运动健身，走入过不少运动误区，不仅没有起到"强身"的效果，最后反而"伤身"。因此，老年人学习运动安全的相关知识，尤为重要。

健康解读

冬季寒冷，运动健身时要格外注意。因为气温较低时，人体表面血管会因收缩而造成血流速度缓慢，韧带的弹性和关节的灵活性下降。如果运动前没有做好热身，很容易导致关节和韧带拉伤。

为此，老年人在运动时要注意以下几点：

1. 保证 15 ～ 20 分钟的热身

热身可以防止运动拉伤。冬季热身时间保证 15 ～ 20 分钟，后面运动时就不会因时间过长令身体消耗过大，也不会因为时间太短导致身体得不到充分活动。

2. 运动间隙积极放松

身体充分运动起来后，为了及时消除肌肉疲劳、防止局部运动过度造成的损伤，要有意识地、间歇式地积极休息和放松，以防止出现运动幅度过大而损伤身体。

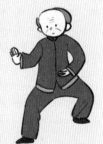

做好热身运动

3. 加强易伤部位的锻炼

加强股四头肌的锻炼，以防止膝关节受损；加强三角肌、肩胛肌、胸大肌和肱二头肌的锻炼，以防止肩关节受损。

4. 运动结束时注意做整理运动

为有效缓解肌肉紧张，运动后注意做整理运动，可以防止肌肉痉挛，延展肌肉弹性。

曾老师说

为了更好地保障老年人运动安全，以下 5 个细节更要记住。

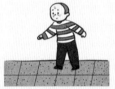

1. 选择防滑场地，有效降低对脚、踝、膝关节等造成的震动伤害。

防滑场地

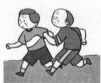

2. 选择搭伴锻炼，尤其身体有"三高"问题的老年朋友，以防意外发生时，有他人在场，可以及时获得救治机会。

和朋友一起锻炼

3. 为避免枯燥，可以尝试多项锻炼，增加运动的趣味性，也能更全面地锻炼到身体各个部位。

选择多种项目的锻炼

4. 根据天气情况酌情着装。另外，一双好的运动鞋也能确保运动安全，建议老年人选购透气、轻便、柔软、合脚、防滑的运动鞋。

穿防滑运动鞋

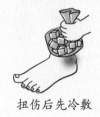

5. 发生运动损伤，比如脚踝扭伤时，24 小时内，通过冷敷降低受伤部位组织的温度，减少出血和渗液；24 小时后，以热敷方式加速局部血液循环，收到活血消肿的效果。

扭伤后先冷敷

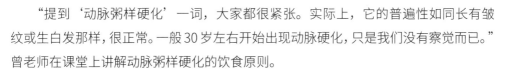

防治动脉粥样硬化，
常吃这些食物更实际

"提到'动脉粥样硬化'一词，大家都很紧张。实际上，它的普遍性如同长有皱纹或生白发那样，很正常。一般30岁左右开始出现动脉硬化，只是我们没有察觉而已。"曾老师在课堂上讲解动脉粥样硬化的饮食原则。

"是啊，曾老师，我爸妈都有动脉粥样硬化，整天说头晕、头痛。我爸还有高血压，是不是也跟动脉粥样硬化有关？"学员问道。

"问得很好。到老年，可以说，差不多人人都有动脉粥样硬化的情况，只是有的症状明显，有的没有显著表现。它与'三高'疾病的关系尤其紧密。"曾老师答道。

"是啊。平时很多人向我咨询，该怎么吃才能有效防治动脉粥样硬化。在饮食上下功夫，严格做到低脂、低盐、低胆固醇饮食，对防治动脉粥样硬化很有效，这是更安全、有效的方法。"在一旁听课的胡老师补充道。

健康解读

动脉硬化是动脉的一种非炎症性病变，可使动脉管壁增厚、变硬，失去弹性，管腔狭窄，是随着年龄增长而出现的血管疾病。动脉粥样硬化一般在青少年时期发生，至中老年时期加重、发病。

引起动脉粥样硬化的病因中，最主要的是高血压、高脂血症、吸烟。其他如肥胖、糖尿病、运动不足、高龄、有家族病史、长期情绪暴躁等都容易引起动脉硬化。

长期大量摄入高胆固醇食物，也是动脉粥样硬化的病因之一。因此，避免过多摄入高热量食物和限制胆固醇的摄入，是预防动脉粥样硬化的主要措施。这需要我们做到低盐、低脂、低糖、低胆固醇饮食，少吃动物内脏、蛋黄、奶油制品、肥肉等高胆固醇食物。

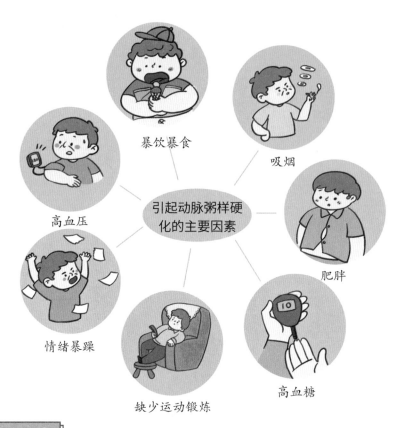

暴饮暴食

吸烟

高血压

引起动脉粥样硬化的主要因素

肥胖

情绪暴躁

缺少运动锻炼

高血糖

曾老师说

维生素

　　避免高脂、高热量饮食的同时，要多吃含维生素和膳食纤维较丰富的食物。维生素 C、维生素 E 能够抗氧化、降低胆固醇、防止动脉粥样硬化。一些新鲜水果、豆类及蔬菜都含有多种维生素。

　　与此同时，多摄入粗粮，能更好地吸收谷类胚芽中丰富的维生素 E 及膳食纤维，起到保护血管的作用。

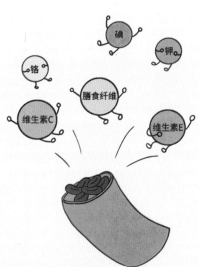

钾、碘、铬等矿物质

　　富含钾、碘、铬等矿物质的食物也有助于预防动脉粥样硬化。

一些富钾食物，如蘑菇、豆类、菠菜、紫菜、莲子、苋菜，以及香蕉、橘子等水果，可以多吃。

碘能降低血液中的胆固醇水平，平时可以多吃海鱼、海参、海虾、海带、海菜等含碘丰富的食物。

适当多吃含铬较高的食物，如豆类、鸡肉、贝类等，也能预防动脉粥样硬化。

日常防治要点

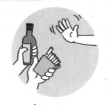 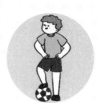 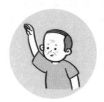

戒烟限酒　　　　　适当运动　　　　做好情绪管理

小食谱大营养

黑椒芦笋炒虾

材料：

芦笋 100 克，虾 200 克，蒜末、黑胡椒粉、盐、稻米油各适量。

制作：

①芦笋洗净切段，虾洗净去壳、去虾线。

②油锅加热，加入蒜末炒香，加入虾拌炒。

③加入芦笋段炒至断生，加盐、黑胡椒粉调味即可。

美味解说：

芦笋含有丰富的蛋白质、维生素、微量元素和膳食纤维等。其中的芦丁、维生素 C 有助于减少人体对胆固醇的吸收，起到降低血脂、预防动脉粥样硬化的作用。

洋葱炒卷心菜

材料：

洋葱、青椒各 80 克，卷心菜 100 克，稻米油、水、盐各适量。

制作：

①洋葱、青椒、卷心菜洗净，均切丝。

②热油锅，加入洋葱丝煸炒，加入青椒丝、卷心菜拌炒片刻。

③加水后加盖煮数分钟，加盐调味即可。

美味解说：

洋葱被誉为"血管清道夫"，能够软化血管，调节血脂，预防血栓形成。青椒富含的维生素 C 有强大的抗氧化功效，预防动脉粥样硬化。

老年糖尿病患者怎么吃，尤其是水果和主食

在介绍糖尿病饮食的课堂上，曾老师列举了一串数字："随便问问身边的朋友、同事，家里是否有糖尿病患者，结果一定让你们感到震惊，因为糖尿病患者数量非常惊人。《中国居民营养与慢性病状况报告（2020 年）》显示，我国成人糖尿病患病率为 11.9%。也就是说，每 9 个人就有 1 个人患有糖尿病。"

课堂上顿时"哇"声一片，学员议论纷纷。

"有数据统计，全世界 4.6 亿名糖尿病患者中，我国就有 1.11 亿多。糖尿病已经成为严重影响我们国人身心健康的慢性非传染性疾病之一。"曾老师继续补充。

"对于一个糖尿病患者来说，血糖最难控制。生怕多吃一口米饭，多啃半个馒头，多吃一个水果，血糖就飙升。总结来、总结去，我们发现进食水果和主食这两项，是糖友们疑惑和误区最多、最深的知识盲区。"旁听的胡老师加入自己的理解。

健康解读

老年糖尿病患者到底还能不能吃主食和水果？

主食是大米、面粉及各种杂粮的总称，主要包括谷类、薯类和豆类，主要成分是碳水化合物，是人体每日膳食中重要的能量来源。

摄入主食后，其所含的碳水化合物会在人体内被消化分解为单糖（如葡萄糖），进入血液循环后直接影响血糖水平。也就是说，如果控制不好碳水化合物的摄入量，一顿饭中的一个馒头、一碗米饭就能直接令患者血糖飙升。

这也是很多糖尿病患者放弃主食的原因。但如果不吃主食，久之，会引起脑组织功能异常、血糖紊乱、营养失衡及体力精力下降等多种问题。所以不能"因噎废食"，只要保证主食摄入适量、合理即可。

水果的摄入也是如此，只要避开含糖量高的水果，就能保证营养摄入而不影响血糖水平。

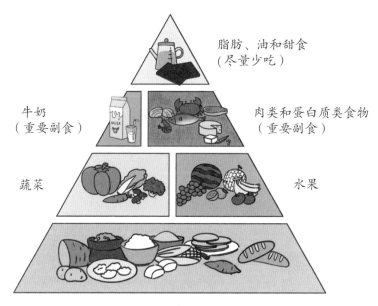

脂肪、油和甜食
（尽量少吃）

牛奶
（重要副食）

肉类和蛋白质类食物
（重要副食）

蔬菜

水果

面包、谷物和淀粉类食物为主要饮食组成

曾老师说

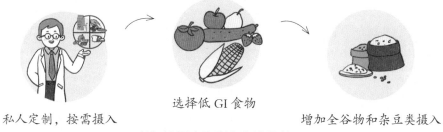

私人定制，按需摄入

选择低 GI 食物

增加全谷物和杂豆类摄入

老年糖尿病患者主食选择技巧

技巧 1：私人制定，按需摄入

最好根据自身身高、体重、年龄、性别、劳动强度等综合情况，制定个体化饮食方案。

技巧 2：选择低血糖生成指数（GI）食物

一般而言，食物 GI ≥ 70 为高 GI 食物，介于 56 ～ 69 为中 GI 食物，≤ 55 为低 GI 食物。应尽量选择低 GI 食物。

技巧 3：增加全谷物和杂豆类摄入

谷物杂粮与精细米面进行粗细搭配，可以更好地增加营养摄入，降低患糖尿病的风险。

适量少吃的水果：西瓜、甜瓜、杨桃、芒果。

尽量不吃的水果：柿子、荔枝、枇杷、椰子、杨梅、水果罐头、果脯蜜饯。

GI 值范围	高 GI（≥ 70）	中 GI（56~69）	低 GI（≤ 55）
主食类型	馒头（88） 白面包（88） 黏米饭（含抗性淀粉低，88） 大米饭（83） 面条（83） 烙饼（80） 玉米片（79） 即食麦片粥（79） 熟红薯（77） 油条（75） 苏打饼（72） 熟小米（71）	大米粥（69） 玉米粉（68） 熟土豆（66） 大麦粉（66） 糯米粥（65） 小米粥（60） 荞麦面（59） 全麦挂面（57）	燕麦粥（55） 荞麦（54） 生红薯（54） 黏米饭（含抗性淀粉多，50） 玉米饼（46） 肉包子（39） 扁豆（38） 藕粉（33） 肉馅饺子（28） 绿豆（27）

注：GI，血糖生成指数，反映食物引起人体血糖升高程度的指标。

小·食谱大营养

口蘑冬瓜

材料：
冬瓜 200 克，口蘑 100 克，葱花、姜末、盐、大豆油、水各适量。

制作：
①冬瓜去皮，切小片；口蘑洗净，切片。
②油锅加热，放姜末和适量水煮沸。
③放入冬瓜片、口蘑片翻炒，出锅前加盐和葱花即可。

美味解说：

冬瓜是天然的利尿消肿食物，口蘑中含有丰富的硒。两者同用，能够辅助调节糖代谢，帮助老年糖尿病患者平稳地控制血糖。

凉拌苦瓜

材料：
苦瓜 200 克，盐、香油、罗勒叶、蒜泥各适量。

制作：
①苦瓜洗净，切片，焯水后沥干。
②小碗加入盐、香油、罗勒叶、蒜泥拌匀成料汁。
③料汁倒入苦瓜片中拌匀即可。

美味解说：

苦瓜里含有的苦瓜多肽，是一种类胰岛素物质，对糖尿病的预防和治疗有一定作用，还可以清热解毒。

防癌抗癌饮食原则，为家里的老人记下来

办公室里，曾老师和同事交流着。

"近几年，谈到癌症这个话题，人们似乎已经比'谈癌色变'那个年代包容了很多，可以更客观地看待癌症这件事了。"胡老师有点感触。

"是啊。从我多年的工作经验来看，也更印证了这一点。营养摄入不足或者摄入失衡，都可能导致癌症的发生。中国人讲究饮食，但是由于大多数人尤其老年人又不能及时更新、掌握健康的饮食原则，照样吃腌制食品、高盐食物、油炸品、隔夜菜等，最终导致罹患癌症。"曾老师略带惋惜的语气。

癌症的发病原因极为复杂，目前无法明确具体病因。但根据癌症发病的诸多相关因素统计来看，有近 1/3 癌症患者的发病与其日常饮食习惯密切相关。

健康解读

严格来说，癌症是一种慢性疾病，但只要通过合理的治疗加上积极的饮食调理，就能达到与癌细胞共处多年。因此，掌握有效的饮食原则很重要，对于癌症患者的病情控制有一定效果。对正常健康人群而言，还可以有效防止癌症的发生。

★老年人必须掌握的防癌抗癌饮食原则★

原则 1 以植物性食物为主的多样化食材

植物性食材包括新鲜蔬菜、水果、豆类和粗粮等，每餐的摄入比重控制在 2/3 以上。最好保证每日吃 5 种或 5 种以上的蔬菜和水果。

原则 2 维持健康体重

老年人胖一点或瘦一点都不健康，体重超重或过度肥胖更容易增加患癌风险。

原则 3 　尽量不吃烧焦的食物

烤鱼、烤肉及炸肉只能偶尔食用，肉质严重烧焦的烧烤类食材更要杜绝，这类食物含有致癌作用强大的苯并芘。最好吃煮、蒸、快炒的食物。

原则 4 　少吃腌制、油炸的食物

腌制食物中的盐含量过高，并且营养成分较低，可能含有致癌的亚硝酸盐；高温油炸食物会产生致癌物丙烯酰胺。

原则 5 　多吃粗粮

粗粮中的高膳食纤维能预防多种癌症的发生，每日饮食中应包含谷类、豆类和植物类根茎等食物。

原则 6 　减少红肉的摄入量

红肉多指牛肉、羊肉，摄入过多会增加癌症的发生，每日控制在少于 90 克为佳，最好用鱼肉和家禽代替；尽量选择快炒、蒸煮和水煮，而不是煎炸或炙烤。

原则 7 　不吃过期、隔夜食物

不要食用在常温下保存过久、可能受细菌毒素污染的食物，不吃过期、隔夜食物，尤其是隔夜蔬菜。

曾老师说

下面，给大家推荐 5 种天然的防癌食物，老年人平时可以多吃。

西红柿

西红柿富含番茄红素、维生素 C 等抗氧化成分，能有效清除自由基，经常食用，能够降低多种癌症的发生率。

我富含番茄红素

我富含抗氧化成分

菠菜

菠菜富含膳食纤维、叶黄素、维生素 E 及其他抗氧化成分，经常食用，能预防肝癌、卵巢癌、结肠癌、前列腺癌等。

大蒜

大蒜富含大蒜素和硒等微量元素，经常食用，对于防止癌症恶化，以及提高身体免疫力都很有帮助。

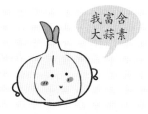

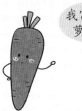

草莓

草莓含有的花青素是一种高效的抗氧化成分，经常食用，能够抑制肺癌、结肠癌等癌细胞的生长。

胡萝卜

胡萝卜富含的胡萝卜素能够通过清除体内自由基来预防肺癌。当胡萝卜素在人体转化为维生素 A 时，又有助于防止正常细胞癌变。

小食谱大营养

蒜香肉末西蓝花

材料：

西蓝花 200 克，猪瘦肉 100 克，蒜末、盐、大豆油各适量。

制作：

①西蓝花洗净，切小朵；猪瘦肉洗净，切末。

②油锅加热，放入蒜末炒香，加入猪瘦肉末炒匀。

③加入西蓝花拌炒至断生，加盐调味即可。

美味解说：

西蓝花中含有一种叫作硫代葡萄糖苷的物质，其分解产物萝卜硫素被证明有抗癌作用。大蒜中的大蒜素也可以阻断致癌物质亚硝胺的合成。

西红柿草莓汁

材料：

西红柿 1 个，草莓 5 个，蜂蜜、白开水各适量。

制作：

①西红柿洗净，切小块；草莓洗净，去蒂，切小块。

②西红柿块、草莓块放入果汁机中，加白开水一起搅匀。

③倒入杯中，加蜂蜜调味即可。

美味解说：

这款蔬果汁酸酸甜甜，富含维生素 C、胡萝卜素、番茄红素、花青素等，抗氧化功效强大，可以保护细胞，预防正常细胞癌变，起到防癌抗癌的作用。

老年人这样做，增强免疫力少生病

"曾老师，您看我家老头又感冒、咳嗽了，这一年来都发病好几回了。上了年纪，抵抗力差，不服老都不行啊。"小区楼下散步回来的刘阿姨说道。

"是啊，曾老师。我自己也是这样，不知道是什么原因，消化也不好，腰背痛，有时头晕。反正小病小痛多得很。"刚到楼下倒垃圾的许阿姨也插了一句。

"随着年纪增长，老年人身体功能逐渐退化，免疫力会慢慢降下来，各种健康问题便慢慢找上门。这些情况很常见，但也要注意自己生活中有没有一些影响抵抗力的坏习惯，及时纠正，同时配合饮食来提高免疫力。"曾老师分析。

健康解读

通常所说的免疫力，是指一个人身体抵抗外界环境变化、病菌入侵的能力。免疫力强，则身体会一直保持健康状态；免疫力差，则很容易生病，并且生病之后久久不能痊愈。经常全身乏力、犯困；容易感冒、好了之后又反复发作；肠胃功能减弱，吃一点就腹胀，容易腹泻；容易发生过敏反应等。这些都是免疫力减弱的表现。

因此，在平时生活细节上，需要注意培养利于增强免疫力的生活习惯及饮食习惯。

养成好的睡眠习惯

只有睡眠充足且睡眠质量好，才会给身体提供足够的活力，让身体得到足够的休息,保证正常运作。

养成好的饮食习惯

进食规律、营养均衡搭配可以为身体提供更充足的营养，从而增强机体免疫功能。

保持乐观的情绪状态

多去接触大自然，做一些自己喜欢的事，培养兴趣爱好，舒缓精神压力，使心情保持愉悦、乐观，利于身体各项功能的恢复。

保持适当运动

适当参与运动锻炼，如打太极拳、登山、打羽毛球、慢走、跳广场舞等，有利于锻炼身体各个部位，增强体质。

曾老师说

除了培养良好的生活习惯，通过调节饮食提升免疫力，预防病菌感染也是重中之重。牢记以下日常饮食的 6 个要点来增强免疫力吧。

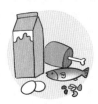

能量要充足

每日确保进食充足的高蛋白食物，如鱼、肉、蛋、奶、豆类和坚果等。

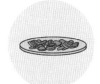

食材要多样

荤素搭配，确保碳水化合物、脂肪、蛋白质、膳食纤维、维生素和矿物质等营养素的均衡补充。

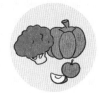

蔬果要新鲜

尽可能做到每餐都有富含膳食纤维的蔬果，避免油腻、高糖、过咸的食物，以清淡、易消化为主。

喝水讲质和量

多喝白开水或茶水，以主动、少量且多次饮水为原则，老年人每日累计饮水不少于 1500 毫升为宜，不喝或少喝含糖饮料、碳酸饮料。

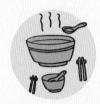

饮食求安全、卫生

对老年人而言，安全饮食很重要。一次烹饪要熟透、二次加热要热透，即使在家用餐，也要有意识地提倡分餐和使用公筷、公勺，保证饮食卫生。

宜少食多餐

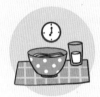

对于年长、体弱的老年人来讲，少食多餐的能量补给方式最合适。可以在三餐基础上酌情进行2～3次的加餐，加餐时可以选择牛奶、酸奶、花生、核桃、鸡蛋、面包、水果等，必要时还可以添加一些特定的营养制剂作为补充。

小食谱大营养

胡萝卜炒金针菇

材料：

胡萝卜1个，金针菇100克，猪瘦肉200克，盐、大豆油各适量。

制作：

①胡萝卜洗净切丝；金针菇洗净，掰散；猪瘦肉洗净切丝。

②热油锅，加入猪瘦肉丝炒匀，加入胡萝卜丝、金针菇。

③拌炒5分钟，加盐调味即可。

美味解说：

胡萝卜素有"土人参"之称，可增强免疫力，营养丰富。金针菇可降低胆固醇，防治心脑血管疾病。这两种食材搭配起来，对提高免疫力有很好的食疗作用。

牛肉炒蛋

材料：

牛肉200克，鸡蛋2个，洋葱、橄榄油、盐各适量。

制作：

①牛肉洗净，切小丁；鸡蛋液搅匀；洋葱洗净，切丝。

②热油锅，加入洋葱丝煸炒出香味，加入牛肉丁炒熟后盛出。

③继续热油锅，倒入鸡蛋液炒至快熟时，倒入牛肉丁、洋葱丝拌匀，加盐调味即可。

美味解说：

这款菜品中的钙、铁、卵磷脂、维生素E、B族维生素非常丰富，有增强免疫力、健脑、补血、强身的作用。老年人食用，也很利于消化吸收。

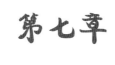

第七章

提升全家生活品质，
这些营养常识放口袋

经常玩手机、电脑，
这样放松健康又便捷

现在很多年轻人都喜欢捧着手机玩转各类 App，开着电脑聊天、打游戏。时间一长，指间关节和手腕部肌肉容易酸痛，严重时还会引起腱鞘炎，让人非常难受。那该怎么办呢？

健康解读

长时间坐在电脑前或面对手机屏幕，眼睛和身体得不到适当的休息，容易出现视物疲劳和肩背酸痛。当用眼过度时，眼睛会出现疲劳干涩、看不清东西、酸痛胀痛等症状，如果不及时调节，长时间如此，容易损伤视力，导致不可逆的影响。

要保护眼睛，除了适当放松眼睛外，建议补充以下食物。

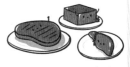

猪肝、猪血、牛肉
富含维生素 A

第一，多吃含维生素 A 丰富的食物。

如牛肝、羊肝、猪肝、牛乳、牛肉、鸡蛋黄等。维生素 A 能够维持角膜的正常功能，防止角膜干燥和退化，改善晶状体对环境的适应性，增强眼睛在黑暗中视物的能力。

第二，多吃含胡萝卜素多的食物。

胡萝卜素是维生素 A 的前身，在人体内能转化成维生素 A。红萝卜、黄萝卜、黄色玉米、南瓜等含胡萝卜素较丰富。因为植物性的胡萝卜素要在脂肪的帮助下才能被人体吸收，所以在选用这些食物时一般要加少量油烹熟后食用，才能取得更好的吸收效果。

第三，多吃含维生素 B_2 多的食物。

如牛奶、瘦肉、干酪、鸡蛋等。维生素 B_2 能保证眼睛视网膜和角膜的正常代谢，增强眼睛的活力，保护视力。

第四，多吃含维生素 B_1 和烟酸丰富的食物。

如粗杂粮、小麦、鱼、红肉等。维生素 B_1 和烟酸摄入不足的话，会导致眼肌麻痹、视觉迟钝，甚至引起眼部病变。

曾老师说

★ 3 个放松小·技巧 ★

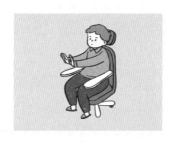
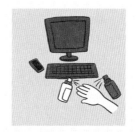

不要长时间使用手机、电脑，放下它，让手休息一下。同时，每使用电脑、手机45分钟，就应该放松5～10分钟，缓解手部肌肉长时间处于同一姿势引起的酸痛、疲劳。

适当放松手部，可以缓慢地做手掌的抬举动作及按摩手腕部肌肉。手掌抬举动作的具体做法：两手臂平伸，放松手部，前臂保持不动，缓慢地将两手掌向上抬起，再慢慢放下。

使用手机、电脑前，在手上喷一喷云南白药气雾剂，缓解手腕肌肉的酸痛感。红瓶冷敷镇痛，白瓶持续疗伤止痛，先用红瓶再用白瓶，可以减少肌肉酸痛。

糖化反应的危害，现在知道还不晚

为什么随着年龄的增长，我们的关节、韧带越来越僵硬？别说压腿，连做普通的弯腰动作都觉得费劲。另外，皮肤越来越松弛，眼睛看东西越来越模糊，到底是怎么回事？

健康解读

其实，从营养学角度来说，以上情况与身体的糖化反应有密切关系。因为皮肤、关节、韧带及眼睛晶状体都含有丰富的胶原蛋白，而糖化反应首先破坏的就是胶原蛋白和弹性蛋白，这也是加快人体衰老的原因。

在营养学的概念里，碳水化合物是人类获取能量最直接的来源，是构成机体组织的重要物质。如果长期缺乏，会造成严重的营养不良。但是如果长期摄入过多，体内留存的糖分就会过量，加快糖化反应的进行，加速身体衰老，引起皮肤黯淡无光、乏力犯困、脸色发黄、视物模糊、肌肉松弛等。

曾老师说

我们不妨从以下 4 个方面入手，做好抗糖的工作。

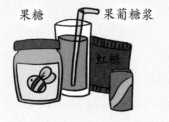

麦芽糖

果糖　　果葡糖浆

红糖

识别日常生活中的简单糖

白糖、绵白糖是纯度最高的糖产品；蜂蜜、红糖及果汁，饮料中的果糖、麦芽糖、果葡糖浆，都是简单糖。有效减糖，就从认识这些糖、减少这些糖的摄入开始吧。

通过合理膳食，加强抗氧化

抗氧化的目的是对抗自由基，因为自由基会促使糖化反应发生。一些好的抗氧化食物排名如下，推荐大家有针对性地选用。同时，减少奶油蛋糕、奶茶、甜品等高糖食物的摄入，避免过多糖分在身体积累，刺激糖化反应。

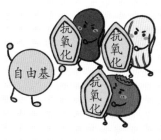

抗氧化能力 TOP20 食物排行榜

排名	食物种类	分量	总抗氧化能力
1	红豆（干）	1/2 杯	13727
2	野生蓝莓	1 杯	13427
3	红芸豆（干）	1/2 杯	13259
4	斑豆	1/2 杯	11864
5	蓝莓	1 杯	9019
6	蔓越莓	1 杯	8983
7	朝鲜蓟（芯部）	84 克	7904
8	黑莓	1 杯	7701
9	梅干	1/2 杯	7291
10	覆盆子（树莓）	1 杯	6058
11	草莓	1 杯	5938
12	红元帅苹果（带皮）	1 个	5900
13	澳洲青苹果	1 个	5381
14	碧根果	28.4 克	5095
15	甜樱桃	1 杯	4873
16	李子（黑）	1 个	4844
17	土豆（水煮）	1 个（约 300 克）	4649
18	黑豆（干）	1/2 杯	4181
19	李子	1 个	4118
20	嘎啦果	1 个	3903

注：1 杯约 250 克或 250 毫升。

多吃新鲜蔬果

新鲜蔬果里富含维生素、矿物质和膳食纤维，并且大多热量低，可以抗氧化、促进脂肪和碳水化合物分解、通便排毒、保护肌肤。在抗糖时期或者馋甜食的时候多吃新鲜蔬果，是一个非常便捷且健康的选择。

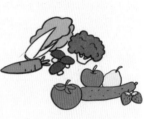

经常运动

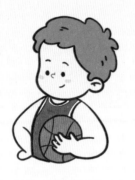

多运动出汗，提高代谢水平，皮肤供氧充足了，细胞新生、修复的速度也会提升，因此是不错的抗衰老方式。推荐跑步、骑自行车、爬山、打羽毛球等有氧运动，可以消耗大量能量，防止糖分在细胞组织间堆积。

日常自我保护

减少紫外线的直接照射，做好防晒工作；注重皮肤清洁，减少脂肪及污垢堆积；规律作息，保证充足的休息时间，促进细胞的新生、修复。

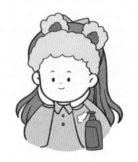

温馨贴士

我们需要减少不必要的糖摄入，然后以健康、天然的方式清除它们，比如多摄入粗粮、薯类等主食，通过其中的膳食纤维、B 族维生素促进糖分的分解与代谢。

相反，精细的米、面等精制碳水化合物类食物，经过高温加工后会直接形成简单糖，长期蓄积在体内无法分解，也容易刺激产生糖化反应。

这些隔夜菜，再贵、再好吃也要扔掉

相信大家平时也会一直嘱咐家人不要吃隔夜菜。什么叫隔夜菜？就是指放置8小时以上的菜肴。千万不要为了省钱，不舍得扔掉。长期吃隔夜菜，对身体的危害很大。

健康解读

通常情况下，通过高温加热，几分钟就能将食物中的某些细菌、病毒和寄生虫卵杀灭。但是对于食物中细菌释放的化学性毒素来说，高温加热不会起到有效的消毒作用。加热，不但不会破坏食物中的毒素，还会使食物中的细菌进一步繁殖生长。

各种蔬菜中还含有不同量的硝酸盐。硝酸盐本身是无毒的，但经过运输、贮藏及烹饪过程，蔬菜中的硝酸盐会被细菌还原成为亚硝酸盐，如在大肠杆菌的作用下产生大量有毒的亚硝酸盐，很容易使人发生中毒现象，甚至诱发癌症。

★剩饭这样处理★

趁热放入冰箱冷藏

存放食物要生熟分开，最好用保鲜膜或保鲜袋包好

剩饭要早剩午吃、午剩晚吃，将保存时间尽量缩短在5～6小时

吃剩饭前要彻底加热，一般在100℃以上加热30分钟

每顿饭菜应适当处理，避免吃剩饭剩菜

这4种隔夜菜尤其常见，即便吃不坏身体，但再好、再贵也要果断扔掉。

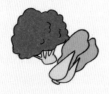

绿叶蔬菜

绿叶蔬菜含有硝酸盐，反复加热后容易转化成亚硝酸盐，有致癌风险。

海鲜

海鲜隔夜放置后容易产生蛋白质降解物，食用后容易损害人体肝肾功能。

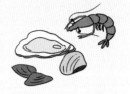

银耳、蘑菇

无论是野生的还是人工种植的银耳、蘑菇，隔夜放置后容易残留亚硝酸盐，产生致癌风险。

豆浆

豆浆榨好后2～4小时喝是最好的。如果放置超过6小时，即使经过冷藏处理，也很容易滋生细菌，危害身体健康。

温馨贴士

还有一点需要注意，没有煮熟的鸡蛋蛋黄处于半固体状态，因为这类鸡蛋没有完全煮熟，所以容易产生大量的致病细菌，加上隔夜的话，更容易导致细菌数超标。建议煮熟食用，即便没有吃完，也不建议作为第二天的午餐便当带到公司。

爱护娇嫩的脾胃，空腹不宜吃这些食物

脾胃不好，营养就得不到有效的吸收，所以脾胃不好的人群，体质比较差一些。尤其在空腹的时候，要保护好脾胃，不吃辛辣刺激性食物、生冷食物、油腻食物等，否则会加重脾胃负担，加重脾胃疾病（如胃炎、胃溃疡等）或延缓脾胃功能的修复。

健康解读

人们在空腹情况下会饥不择食，看到什么食物都想大吃一顿。但要记住，这样的做法是极不科学的，因为生活中有些食物是不宜空腹食用的。

一个人在空腹状态下，胃酸分泌会大量增加，胃酸的浓度也会增高。如果胃酸与含有柿胶酸、果胶质和可溶性收敛剂等成分的物质相结合，会形成难以溶解的沉淀物。结成的大块会堵塞幽门，产生一系列不适反应，甚至诱发消化道疾病。因此，请记住以下列举的不宜空腹食用的食物。

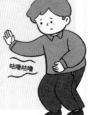

曾老师说

不宜空腹食用含有大量蛋白质的食物

牛奶、酸奶、豆制品等食物中含有大量蛋白质，空腹食用或饮用，容易增加脾胃和肝肾负担。

不宜空腹饮酒

空腹饮酒会直接刺激胃黏膜，容易引起胃炎、胃溃疡等病症。

不宜空腹饮茶

空腹饮茶容易稀释胃液，降低消化功能，还易引起"茶醉"现象，表现为心悸、头晕、头痛、乏力、站立不稳等。

不宜空腹吃糖

糖是一种极易消化吸收的食品，空腹过多食用，人体短时间内不能分泌足够的胰岛素来维持血糖的正常水平，会使血液中的血糖急剧升高，还会有发胖风险。

不宜空腹吃柿子

因为柿子中含有较多的果胶、单宁酸，会与胃酸发生化学反应，生成难以溶解的凝胶块，容易形成胃结石。

不宜空腹食用山楂、橘子

因为山楂、橘子中含有大量的有机酸，空腹食用会使胃内酸度增加，导致腹胀、嗳气、反酸，严重时会加重胃炎和胃溃疡。

不宜空腹食用红薯

因为红薯中都含有大量淀粉和胶质，如果空腹食用，会刺激胃壁分泌更多胃酸，引起烧心、嗳气等不适。

温馨贴士

随时随地都可以饮水，但口渴时才饮水往往只能解渴，无济于给身体细胞补充充足的水分。专家指出，人在空腹时饮水最容易被吸收，因此有效的饮水方法是在空腹时饮用，利于通肠，促进毒素排出。

米醋、陈醋、白醋、香醋，不要再用错了

按照《中华人民共和国行业标准 食醋的分类（SB/T10174—1993）》的定义，食醋是含有一定量醋酸的适合于人类消费的液体。目前，市面上常见的食醋有香醋、米醋、陈醋、白醋等。

面对超市琳琅满目的醋，选择困难症者是不是头都大了？是不是又为了比对各种醋而烦恼？别着急，下面先来了解一下白醋、陈醋、香醋、米醋。

健康解读

醋有很多种，最常见的有米醋、陈醋、白醋和香醋这 4 种。不同的醋，用途上存在一定区别，因此，把这 4 种常用醋的特性弄清楚，才能更好地把醋本身的作用运用到正确的地方。

【米醋】

特点

米醋多由大米酿造，颜色近乎透明，与白醋颜色接近，但更深一点。

用途

米醋酸味很浓，但能保持食材原色，几乎所有的冷菜、热菜都可以用到，比如醋熘白菜、糖醋里脊、拌黄瓜等。

【陈醋】

特点

陈醋味道重、颜色深，用于需要突出酸味而颜色较深的菜肴。

用途

上色效果好，比如酸辣汤、醋烧排骨等红烧菜肴。

【白醋】

特点

白醋含有食用酒精成分，透明无色，很多浅色菜翻炒时可以使用。

用途

比如酸辣土豆丝，还有煲骨头汤时可以放少量白醋，有助于骨头里钙的释放，提高人体对钙的吸收率。

注意

白醋有很好的清洁作用。对于猪大肠之类的食材，可以用它清洁、去味。

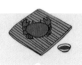

【香醋】

特点

香醋由糯米酿造，有独特香味，口感微甜，颜色与酱油接近，很容易混淆。

用途

香醋主要用于凉拌菜，蘸汁吃螃蟹、虾等海鲜，也可以直接拌面吃，都很香。

注意

因为容易挥发，不适合高温烹煮，所以不太适用于热炒。

曾老师说

目前网上流传很多关于吃醋的说法，如连续 60 日吃醋，可以远离高血压，即所谓的"醋疗降压"。其实，每日坚持饮用 1 勺醋，的确可以刺激人体的血管细胞分泌一氧化氮，在一定程度上扩张血管，但是单方面实施醋疗而停服降压药，很有可能引起血压的异常波动，损伤血管，要谨慎。

另外，通过醋疗降血糖或者减肥，也仅是起辅助作用，不能作为单一手段。胃酸分泌过多的人或者既往有胃病的人，更不能直接喝醋，以免刺激胃黏膜，引起不适。

牢记这些常见致癌食物，别再踩坑了

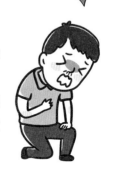

黄曲霉毒素又叫黄曲霉素，被认为是目前最强大的致癌物质，在紫外线照射下能发出蓝紫色、绿色的闪闪荧光，有十分强烈的生物毒性。

黄曲霉素的分布范围很广，凡是受到能产生黄曲霉毒素的黄曲霉、寄生曲霉和集峰曲霉污染的粮食、食品及饲料，都可能存在黄曲霉毒素，如被人和动物食用，就会造成黄曲霉毒素中毒。

健康解读

世界卫生组织（WHO）把黄曲霉毒素列为一级致癌物，甚至有些人说黄曲霉毒素的毒性比砒霜强数十倍。因此，下面这些致癌食物一定要注意避免。

发霉食品

霉变的大米、豆类和花生中最容易产生黄曲霉毒素。如一颗花生发霉了，建议整包都丢掉。

加工肉类食品

这类食品中含有亚硝酸盐，经常食用可能引发癌症。摄入其中的防腐剂、色素等添加剂，会使肝脏超负荷工作，久之影响肝功能。

烧烤类食品

烧烤类食品是由肉类经过烧烤而制成的，在烧制的过程中会产生苯并芘，致癌性非常强。

蜜饯类食品

蜜饯类食物在制作的过程中会产生大量亚硝酸盐，进入人体后会与胺形成亚硝酸胺，具有致癌性。

油炸类食品

油炸食物的时候，食物会产生很多致癌物质。研究证明，长期食用油炸类食品的人，患癌风险远远高于很少食用油炸类食品的人。

腌制食品

无论是自家腌制还是工厂腌制，在进行腌制的过程中都要添加不少盐分。而且，食物在容器中腌制时可能产生大量亚硝酸胺，具有致癌性。

曾老师说

黄曲霉毒素难以用高温杀死，但是以下这4种小方法可以帮助我们消除或者远离黄曲霉毒素中毒。

第一，烹调时，油热后可以先加少量盐，因为盐可以帮助降解这种毒素。

第二，多吃绿叶蔬菜。因为绿叶可以阻止人体对黄曲霉毒素的吸收。

第三，勤洗手。因为生活当中很容易接触到黄曲霉毒素。

第四，不要熬夜，保护好肝脏。

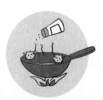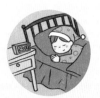

温馨贴士

烤肉的风味非常独特，但它是公认的垃圾食品之一。因为肉类在烤制过程中会产生大量有害物质，包括致癌物。这些有害物质有的来自没有完全燃烧的煤炭。为了减少有害物质的摄入，我们可以选择铁板烧烤，在烤之前最好在肉类上涂抹一些番茄酱，能够有效减少有害物质的产生。

柚子浑身是个宝，
用对也是健康营养品

在众多秋令水果中，柚子固有"天然水果罐头"之称，又名雷柚、碌柚、胡柑，是芸香科植物柚的成熟果实。柚子个体大，水分多，味酸甜，深受人们喜爱。柚子分很多种类，其中最受欢迎的莫过于沙田柚（直接食用），榨果汁用的大部分是西柚。

健康解读

柚子的营养价值很高，含有非常丰富的蛋白质、有机酸、维生素，以及钙、磷、镁、钠等矿物质。它含有丰富的维生素 C，每 100 克柚子中富含 150 毫克维生素 C，比柠檬和脐橙还高。这就是柚子被普遍认为可以有效防治普通感冒的原因。

柚子的金黄色外皮含有胡萝卜素，是维生素 A 的主要来源，可以保护视力。

柚子果肉所含的果胶还可以促进胃肠蠕动，辅助降低胆固醇，减少患心血管疾病和肥胖的风险。此外，柚子酸的成分使柚子果肉口感略酸，对消除疲劳和促进消化液分泌、促进消化有很大帮助。

曾老师说

我们在食用柚子时通常会将果肉吃掉，把果皮丢掉。其实，果皮中的营养成分对人体也是非常有益的。其中含有的柚皮苷和芦丁等黄酮类物质，能够起到很好的抗氧化作用，延缓皮肤衰老，养颜美体，降低血液黏稠度。

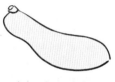

柚子皮也是宝

但是柚子皮的味道可能有点苦涩，不宜生食，经过加热处理后，对人体的营养作用会更加显著。要发挥柚子皮的食疗功效，可以做成柚皮糖、酱炒柚皮、柚皮烧排骨、柚皮红烧肉、蜂蜜柚皮茶等，都是美味、营养的柚子皮食疗佳肴。

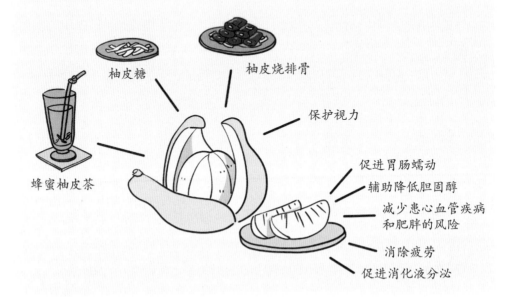

柚皮糖

柚皮烧排骨

保护视力

促进胃肠蠕动

辅助降低胆固醇

减少患心血管疾病和肥胖的风险

消除疲劳

促进消化液分泌

蜂蜜柚皮茶

温馨贴士

　　用柚子皮做食疗药膳时，建议用表面洁净有光泽、质地均匀致密、气味芬芳的。若柚子皮表面已经干结、粗糙，甚至有破损、发酵变味，不要食用。

　　另外，柚子皮还有很好的吸臭作用，可以作为居室里、冰箱里的空气清新剂。

90%的人都不知道的冰箱使用误区，记下来

现在，每家每户都有一个冰箱，冰箱大大提升了人们的生活质量。人们每日都把冰箱堆得满满的，存有肉类、蔬果、干果和各类酱料等。冰箱的使用对延长食物的保存时间很有帮助，但大家也许不知道，危险正悄悄接近。

健康解读

★ 4个冰箱使用误区，记下来 ★

误区一 食物不分生熟就放入冰箱保存，容易滋生一种叫李斯特菌的细菌，导致食物污染。

误区二 等饭菜冷了才放入冰箱保存，容易滋生细菌。

误区三 把蜂蜜、巧克力，以及芒果、香蕉等热带水果放进冰箱，容易变质。

误区四 冷藏室、冷冻空随便放，食物之间容易串味，互相污染。

除了避免以上4个冰箱使用误区，合理冷冻、解冻和烹饪也是人们最容易忽略的常识，导致很多人要么不能接受冷冻食品，要么认为冷冻食品与其他食品没什么不同，完全不在意冷冻食品的特殊性，引发很多健康问题。

其实，只要掌握好合理的解冻和烹调方法，这些冷冻食品仍可保持原有的色、香、味、形，营养成分也不会受损。

要合理解冻

一般来说，解冻时间越短越好，色泽越接近原色越好。食品解冻，既可在 1℃～5℃ 的自然空气中解冻，也可用 15℃ 左右的自来水喷淋解冻，还可放在 10℃ 左右的流动水下解冻，也可以在常温下解冻。

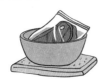

要合理烹饪

烹调温度、时间要根据食品的种类、鲜嫩程度、分量等决定。一般主张烹调开始时用大火，烧至沸腾后改用小火。绿色蔬菜要用热锅急火快炒。烹调时间过长，会使蔬菜中的维生素 C 流失过多。在冷冻过程中经过汆烫的蔬菜，烹调时间要短些，否则会影响其鲜嫩口感。

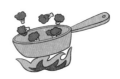

烹调冷冻食品时用水宜少不宜多

烹调冷冻食品时用水越多，水溶性维生素溶解越多。这时，可按需要在某些食物中加入适量淀粉勾芡，使汤汁包裹住食物，多余的汤汁也能得到充分利用。

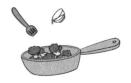

注意，冷冻食品不可反复冷冻、解冻。新鲜肉类经过急冻之后，组织表面形成一种高密度的保护膜，使肉类能够保持新鲜可口。

已冻过的肉类，在解冻之后，这层保护膜随之分解，肉类表层组织也相应受到破坏。正确的做法是冷冻时先将肉类分成小块，每份肉类取出解冻后一次性食用完毕，以免增加冻肉中的有害物质。

附 录

女性调补气色推荐药膳 10 款

1. 红枣花生粥

材料：

红枣 10 个，花生 50 克（不去红衣），干山药 30 克，粳米 80 克，盐、水各适量。

制作：

①将红枣去核，花生和干山药用清水浸泡 30 分钟。

②粳米淘洗干净，与上述泡好的材料同时放入砂锅中，加适量水用大火煮开，改小火煲至熟烂成粥。

③加盐调味，搅拌均匀即可。

功效：

红枣和花生都富含铁元素，可以促进血红蛋白的合成，起到补血养颜的作用。同时，山药富含的黏液蛋白对增强人体免疫力有一定帮助。

2. 滋阴萝卜鸭汤

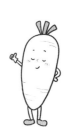

材料：

鸭半只，白萝卜 100 克，干百合 10 克，莲子 20 克，盐、水各适量。

制作：

①鸭洗净剁块，焯水备用；白萝卜洗净切块。

②干百合、莲子洗净，浸泡 30 分钟。

③锅中加水，加入鸭肉、白萝卜块、百合和莲子，煮沸后转小火煮 30 分钟。

④加盐调味即可。

功效：

鸭肉富含蛋白质、矿物质等营养素，且可以滋阴养颜。加入富含萝卜硫素的白萝卜，可以促进消化。加入滋阴的百合和安神的莲子，非常适合女性食用。

3. 百合小米粥

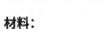

材料：

鲜百合 100 克，雪梨 1 个，小米 80 克，冰糖、水各适量。

制作：

①鲜百合洗净，掰开成一瓣瓣，备用。

②雪梨去皮、去核，切小块。

③锅中加水，加入小米和鲜百合煮沸，加入雪梨块，转小火煮 30 分钟。

④加冰糖调味即可。

功效：

百合素有清心养肺的作用，加上富含 B 族维生素的小米，安神、养胃的效果倍增。女性多食用，可以有效缓解心烦恼怒、情绪抑郁和皮肤干燥。

4. 鲜莲银耳汤

材料：

鲜莲子 80 克，干银耳 10 克，红枣 3 个，鸡汤 1000 毫升，盐、水各适量。

制作：

①以冷水泡开干银耳，掰成小朵；鲜莲子浸泡 60 分钟，去心；红枣去核。

②锅中加入鸡汤、红枣煮沸，加入银耳和莲子续煮 30 分钟。

③加盐调味即可。

功效：

银耳有"平民燕窝"之称，富含天然植物胶质和酸性多糖类物质，可以减少雀斑、黄褐斑，滋阴养颜，还可以增强抵抗力。莲子有清心、养颜的作用。

5. 菠菜炒猪肝

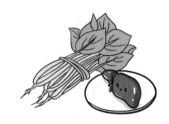

材料：

菠菜 200 克，猪肝 100 克，蒜末、盐、稻米油各适量。

制作：

①菠菜洗净切段；猪肝浸泡 20 分钟，洗净切片。

②油锅烧热，加蒜末爆香，加入猪肝片炒匀。

③加菠菜段继续炒 2 分钟，加盐调味即可。

④也可以做成菠菜猪肝汤，同样柔润、可口。

功效：

菠菜和猪肝都富含铁元素，可以为女性补充丰富的铁，起到补铁养血、红润气色的作用，面色苍白、月经量过多、贫血的女性可以适当多吃。

6. 双花西米露

材料：

玫瑰花、茉莉花各 20 克，西米 80 克，冰糖、水各适量。

制作：

①玫瑰花和茉莉花放入杯中，加适量开水冲泡至花香四溢。

②西米放入锅中，加适量开水，开小火煮至半透明状，捞出。

③将杯子里的水倒入锅中，煮沸后倒入西米煮 10 分钟，加冰糖调味即可。

功效：

玫瑰花有很好的润肤、养颜功效；茉莉花清香十足，可以醒脑解郁、消除疲劳。此款粥品很适合气色不足、心情抑郁、疲劳、痛经的女性食用。

7. 苹果雪梨羹

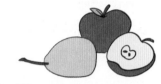

材料：

雪梨 2 个，苹果 2 个，薏米 50 克，陈皮 5 克，冰糖、水各适量。

制作：

①雪梨、苹果洗净，去核去皮，切小块。薏米浸泡 1 小时。

②锅中加水，加入薏米、陈皮煮 30 分钟，加入雪梨块、苹果块续煮 10 分钟。

③加入冰糖拌匀，即可食用。

功效：

雪梨和苹果均富含维生素、膳食纤维和矿物质，养颜、健脾、补水的效果都很好。薏米可以健脾祛湿、美白祛斑。此品很适合皮肤干燥无华的女性。

8. 荔枝炒西红柿

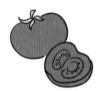

材料：

荔枝 3 个，西红柿 1 个，鸡蛋 1 个，冰糖、大豆油、水各适量。

制作：

①荔枝去核取肉，撕成小块。西红柿洗净切块。

②油锅烧热，加入西红柿块、荔枝肉拌炒数分钟，加适量水。

③炒至西红柿软烂，倒入蛋液，加入冰糖拌匀即可。

功效：

此款菜品酸甜可口，十分美味。西红柿富含可以抗氧化的番茄红素，延缓衰老。荔枝含有蛋白质、维生素 C、B 族维生素、有机酸及钙、磷、钾等，可以滋补养颜。

9. 蛤蜊丝瓜汤

材料：

蛤蜊 100 克，丝瓜 150 克，姜丝、盐、橄榄油、水各适量。

制作：

①蛤蜊洗净，泡水吐沙；丝瓜去皮切块。

②油锅烧热，加入姜丝炒香，加入蛤蜊和适量水。

③煮沸后加入丝瓜块续煮 10 分钟，加盐调味即可。

功效：

蛤蜊的鲜嫩融入冬瓜中，清甜不腻。蛤蜊营养丰富，富含蛋白质、氨基酸、维生素、牛磺酸及微量元素等，是平价的滋阴补品。丝瓜水分充足，美白、养颜、补水的效果很好。

10. 莲藕炒黑木耳

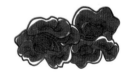

材料：

莲藕 100 克，黑木耳 30 克，蒜末、大豆油、盐、香油、水各适量。

制作：

①莲藕洗净切片；黑木耳泡发，掰小朵。

②油锅烧热，加入蒜末爆香，加入莲藕片、黑木耳炒匀。

③炒至莲藕断生，加盐调味，淋香油，即可出锅。

功效：

莲藕的营养价值高，富含植物蛋白质、维生素，以及钙、铁等矿物质，有红润气色的作用。黑木耳胶质丰富，可以促进胃肠蠕动，排毒养颜。

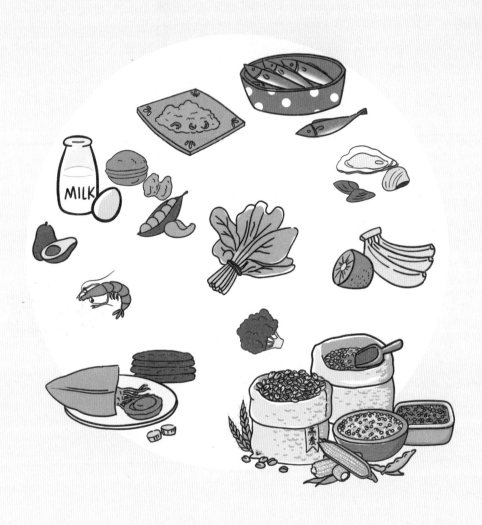